ながめるだけで
熟睡
できる絶景写真

順天堂大学 医学部 教授
小林弘幸
監訳

飛鳥新社

驚くことは幸福である。

夢見ることは幸福である。

エドガー・アラン・ポー（作家）

Contents

はじめに

私は医師として、
これまで自律神経の研究を重ねるなかで、
ある事実に気がつきました。

美しい写真は、一瞬で、心を整える。

大げさではなく、綺麗な写真というのは、
すこし目に入っただけで、心の流れ、血液の流れを
瞬時に変えてしまうほどの力をもっています。

よく、好きなタイプの異性をみたときに、「電気が走る」と表現されます。
まさにそれと同じで、たった一瞬で心をほぐす力が写真にはあります。
いわば、わずか1秒でも自律神経が整うわけです。

本書では、そのような魅力的な写真をたくさん集めました。

枕元に置いて、楽な姿勢で「ひと晩にひとつ」ながめてみてください。
自律神経が整い、質の高い眠りを得ることができるはずです。

かたわらには『不思議の国のアリス』のような名作や、
世界中で読まれている有名な詩の一節を添えています。
自分がカメラマンになったつもりで、写真と詩の世界に浸ってみてください。
ながめるだけで構いません。
そのうちに、心地よい眠りへと誘われるでしょう。

また、なんでも書き込んでよい「1行メモ」も設けました。
写真を見て感じたことを自由に書き込んでみてください。
あるいは「1行日記」にしてもよいでしょう。
睡眠前の短い日記は、自律神経を整える効果が期待できます。
そうしていくうちに、この本が世界にひとつしかない、
あなただけの大切な一冊になるでしょう。

ながめるのはどんな写真でも構いません。
その日の気分で、目に留まったものをひとつ選べばよいでしょう。
元気がない日や疲れた日には、力強い写真にエネルギーをもらうこともあります。

わたし自身も写真が好きで、
気持ちよくスッキリ寝るために、就寝前にはよく写真集をながめています。
じつはそのときによく選ぶのは
「都会の雑踏」や「海外のなんてことない街並み」です。
行ったことがある街もあれば、見知らぬ土地もある。
いわゆる“風光明媚”な写真とはちょっと違いますが、
その街を想像して旅をする感覚が好きなのです。

ですから、どんな写真であれ、
あなたの目や心に留まったのであれば、その写真をながめればいいのです。
100人いれば100人とも感じ方はちがいます。
あなただけの世界を旅して、きもちよく眠りにつきましょう。

順天堂大学 医学部 教授
監訳者　小林弘幸

chapter 1

新たな世界へ

人生は
クローズアップで見れば悲劇だが、
ロングショットで見れば喜劇だ。

チャーリー・チャップリン（喜劇役者）

「どんどん歩いていけば、そのうちきっとどこかに着くと思うわ」

ドロシーは言った。

——ライマン・フランク・ボーム『オズの魔法使い』

Relaxing note

今日は、どんな一日でしたか?

Date　　/　　/

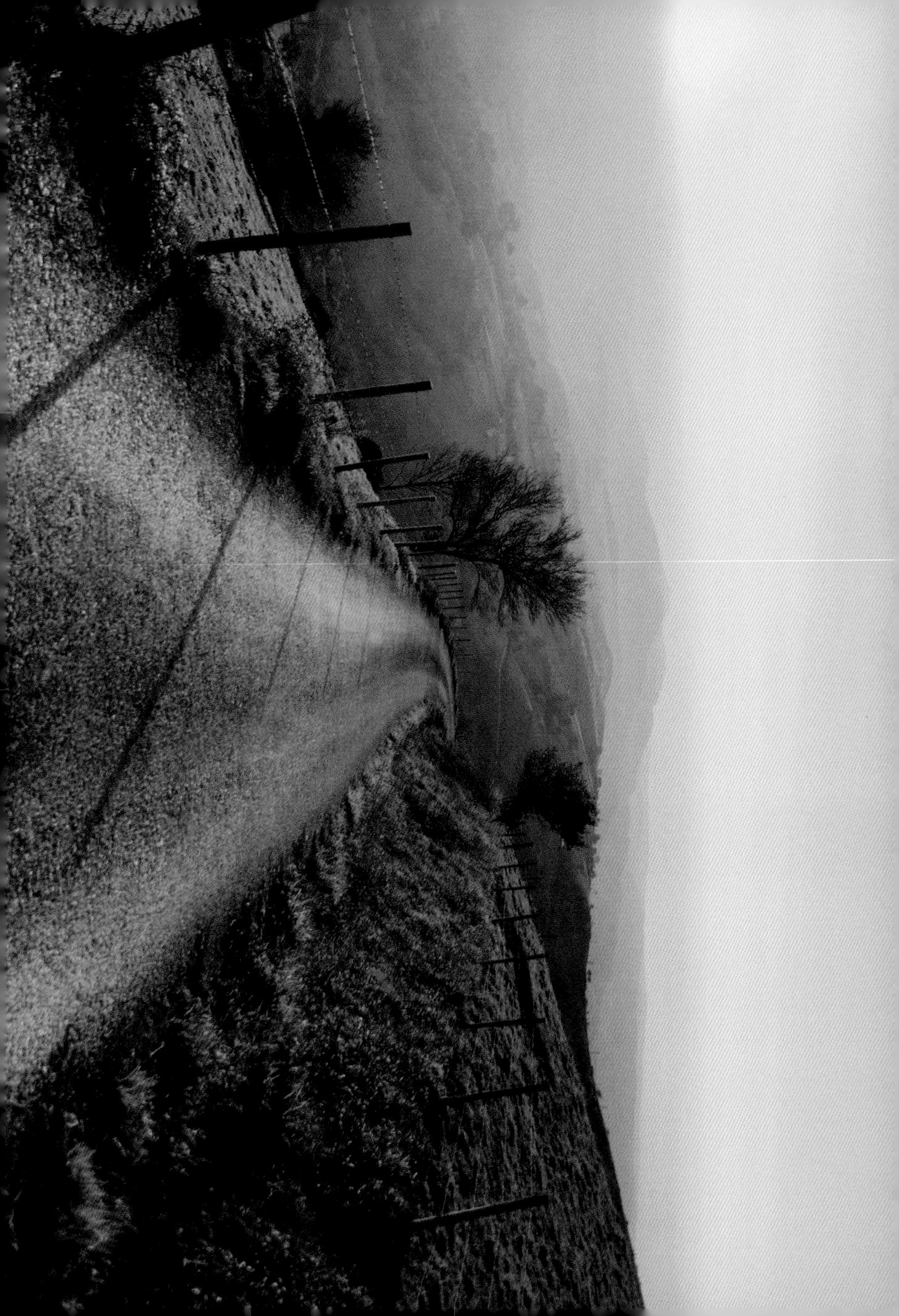

旅そのものが宝物なんだ。

——ロイド・アリグザンダー『ゴールデンドリーム 果てしなき砂漠を越えて』

Relaxing note

今日は、どんな一日でしたか?

Date　　/　　/

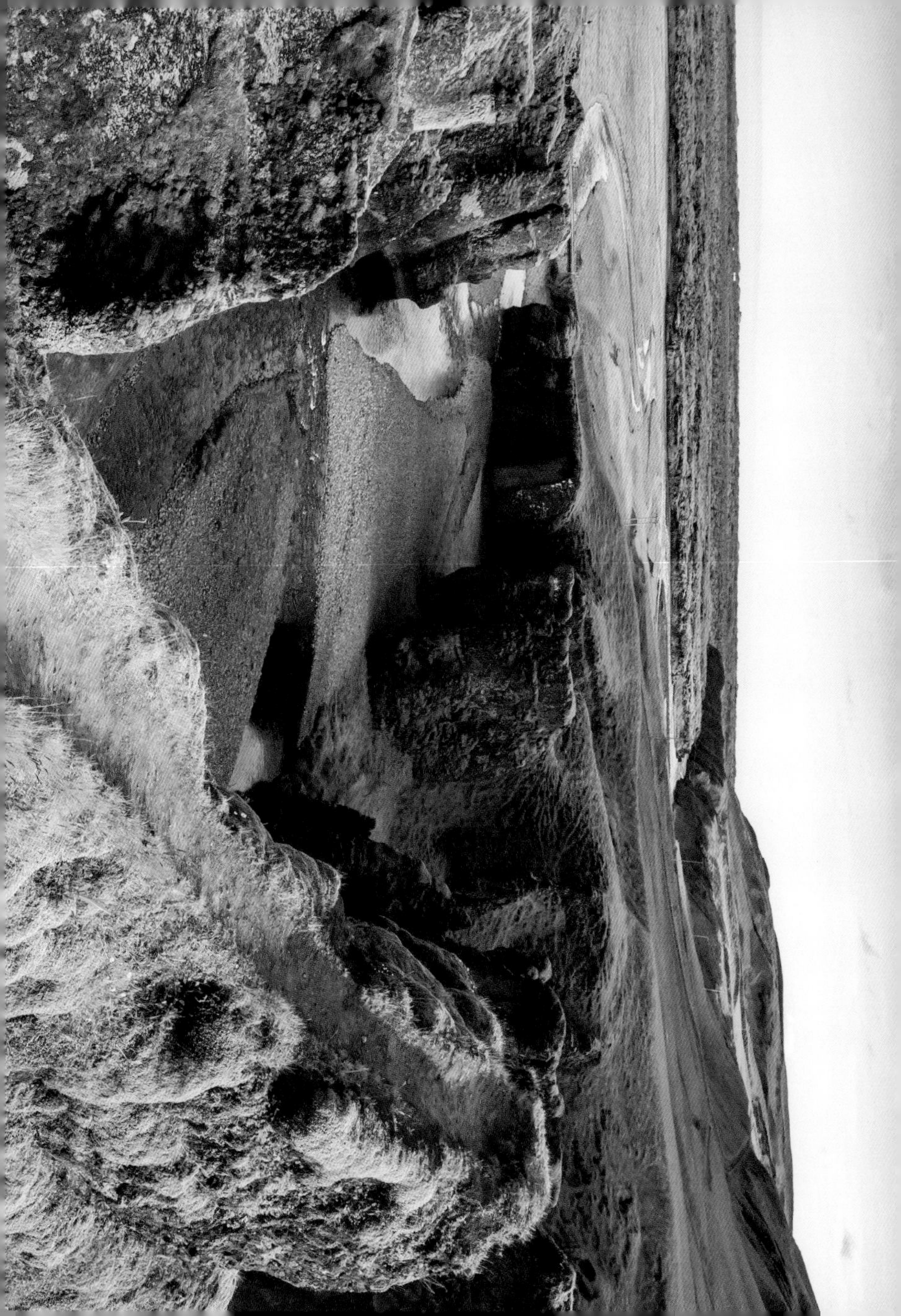

真の発見の旅とは、新しい風景を見ることではない。

新しい目をもつことである。

——マルセル・プルースト（小説家）

Relaxing note

今日は、どんな一日でしたか?

Date　/　/

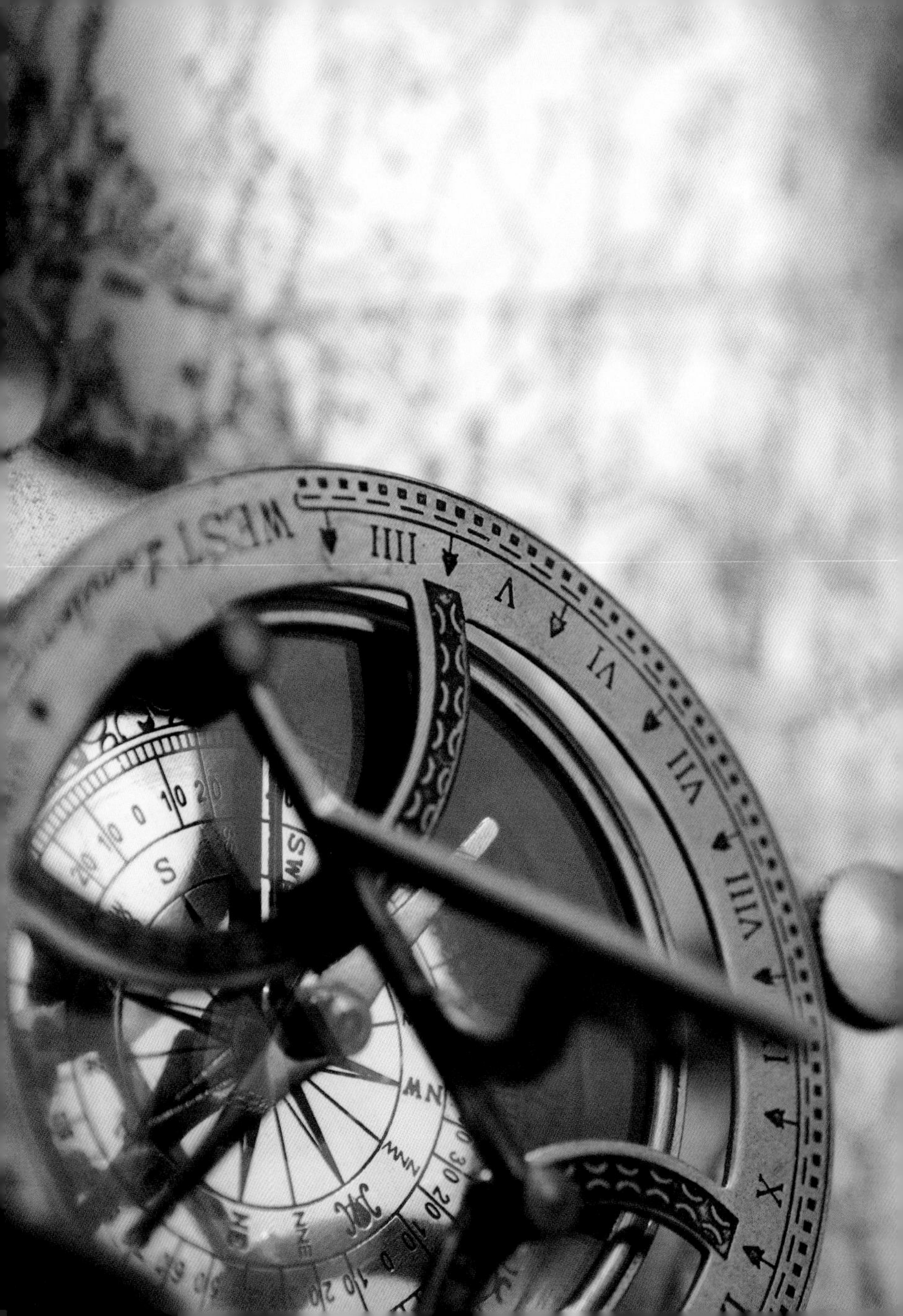
WEST
IIII
V
VI
VII
VIII
X
S
SW
NW
NNW
NNE

そのとき、前のほうに光が見えました。

数センチ離れたところではなく、もっとずっと先のほうにありました。

冷たくてやわらかなものが落ちてきました。

次の瞬間ルーシーは、自分が夜の森の中に立っていることに気づきました。

足元の地面は雪でおおわれ、空からは雪が舞い落ちていたのです。

――C・S・ルイス『ライオンと魔女―ナルニア国ものがたり』

Relaxing note

今日は、どんな一日でしたか?

Date　/　/

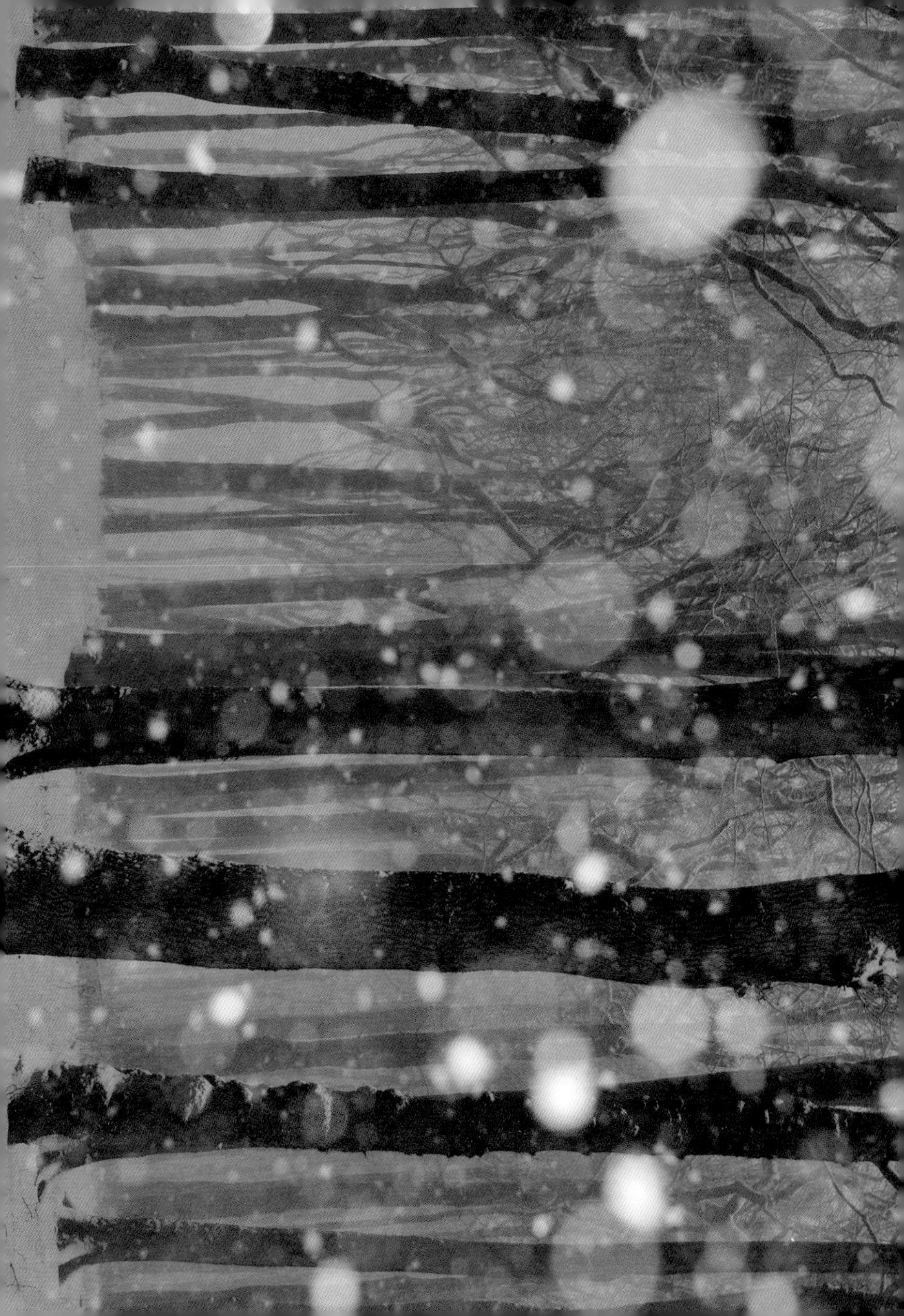

移動すること、呼吸すること、空を飛ぶこと、航海すること、
あなたが与えてくれるすべてを得ること、遠い国の道を歩き回ること。
旅することは生きること。

——ハンス・クリスチャン・アンデルセン（童話作家）

Relaxing note

今日は、どんな一日でしたか?

Date　/　/

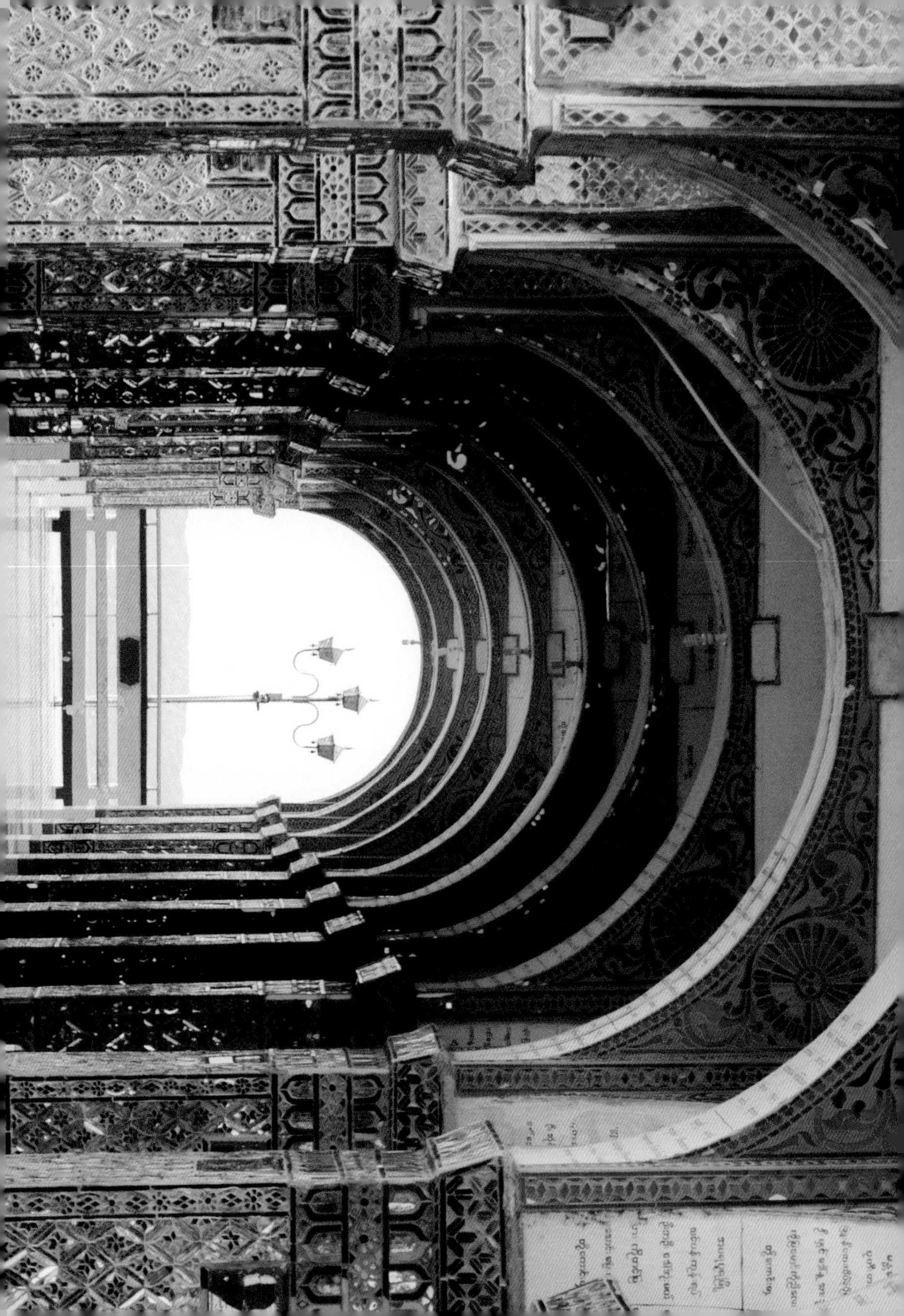

「ずいぶん遠くへ行っていたのね」

ミス・ハニーはちょっと信じられないといった感じで、声をひそめて言った。

「そうなの。銀の翼に乗って星の向こうまで行ってきたのよ」

マチルダは言いました。

「すばらしかったわ」

――ロアルド・ダール『マチルダはちいさな大天才』

Relaxing note

今日は、どんな一日でしたか?

Date　/　/

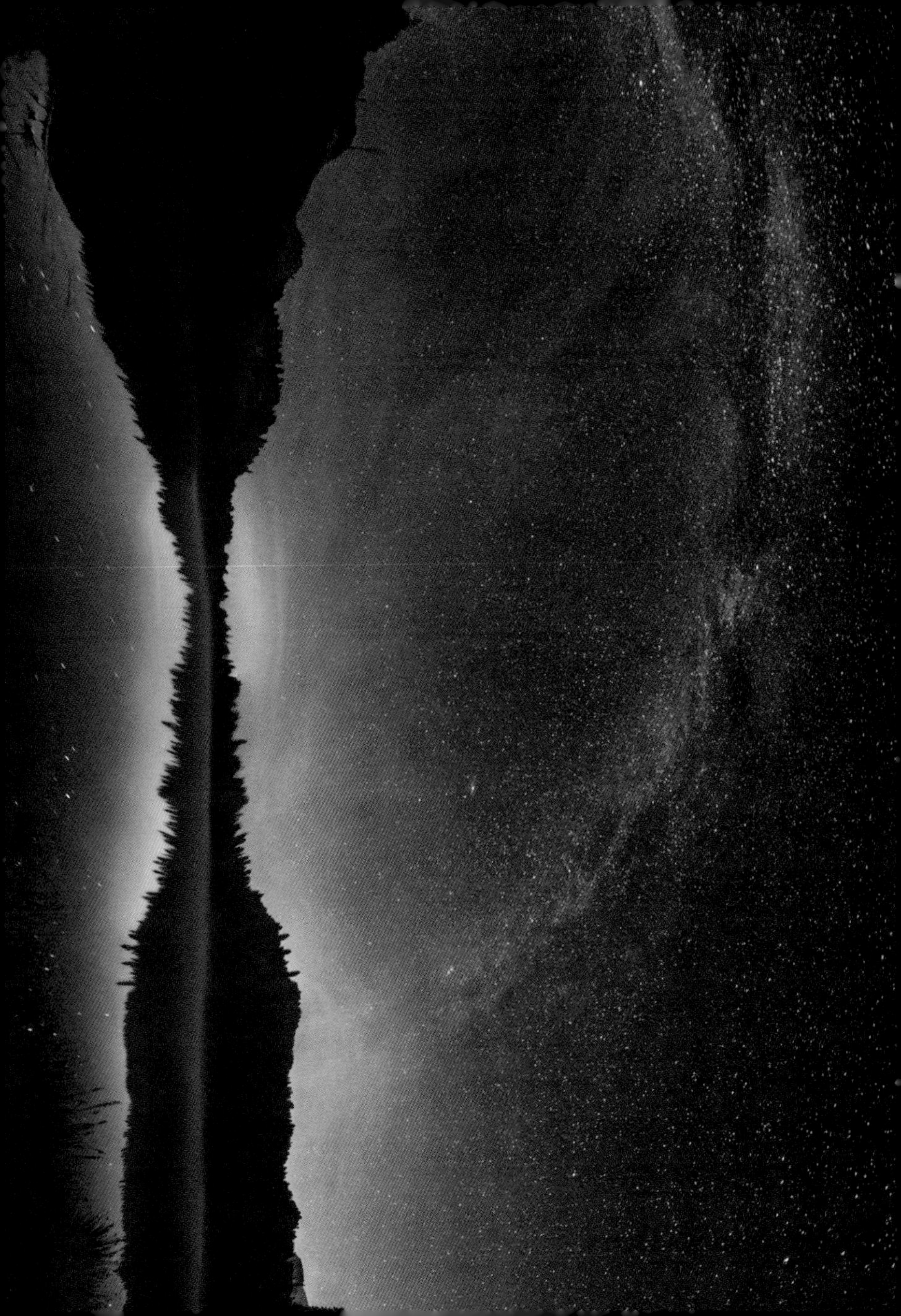

一つの場所からべつの場所に行くとき、

いちばんたいせつなのは、

とちゅうでいろんなものを見ることじゃないか。

——ノートン・ジャスター『マイロのふしぎな冒険』

Relaxing note

今日は、どんな一日でしたか?

Date　　/　　/

最近は頭もかなりすっきりしている。

きょうは海のことを書こうと思う。海にはいろんな色がある。

夜明けには銀色で、正午は緑、夕方は紺色になる……

今まで見てきたなかで、最高の眺めだ。

ぼんやり海を見つめていて、任務を忘れてしまうこともある。

人が感じられることはすべて包み込んでしまうほど大きく思えるよ。

——アンソニー・ドーア『すべての見えない光』

Relaxing note

今日は、どんな一日でしたか?

Date　/　/

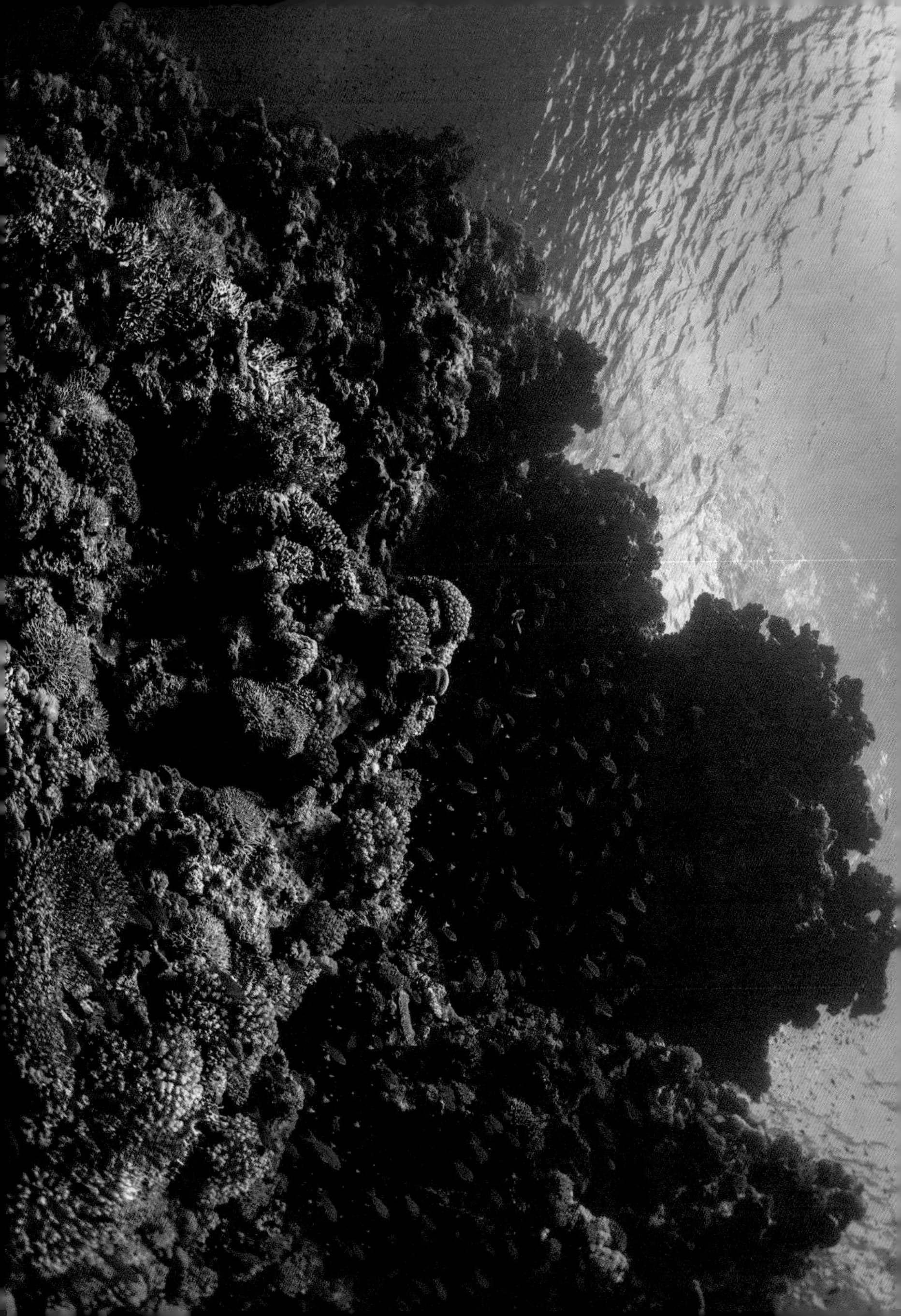

惑星《ほし》が違えば、実に驚くことも多い。

——テリー・プラチェット『ザ・ロング・マーズ』

Relaxing note

今日は、どんな一日でしたか?

Date　/　/

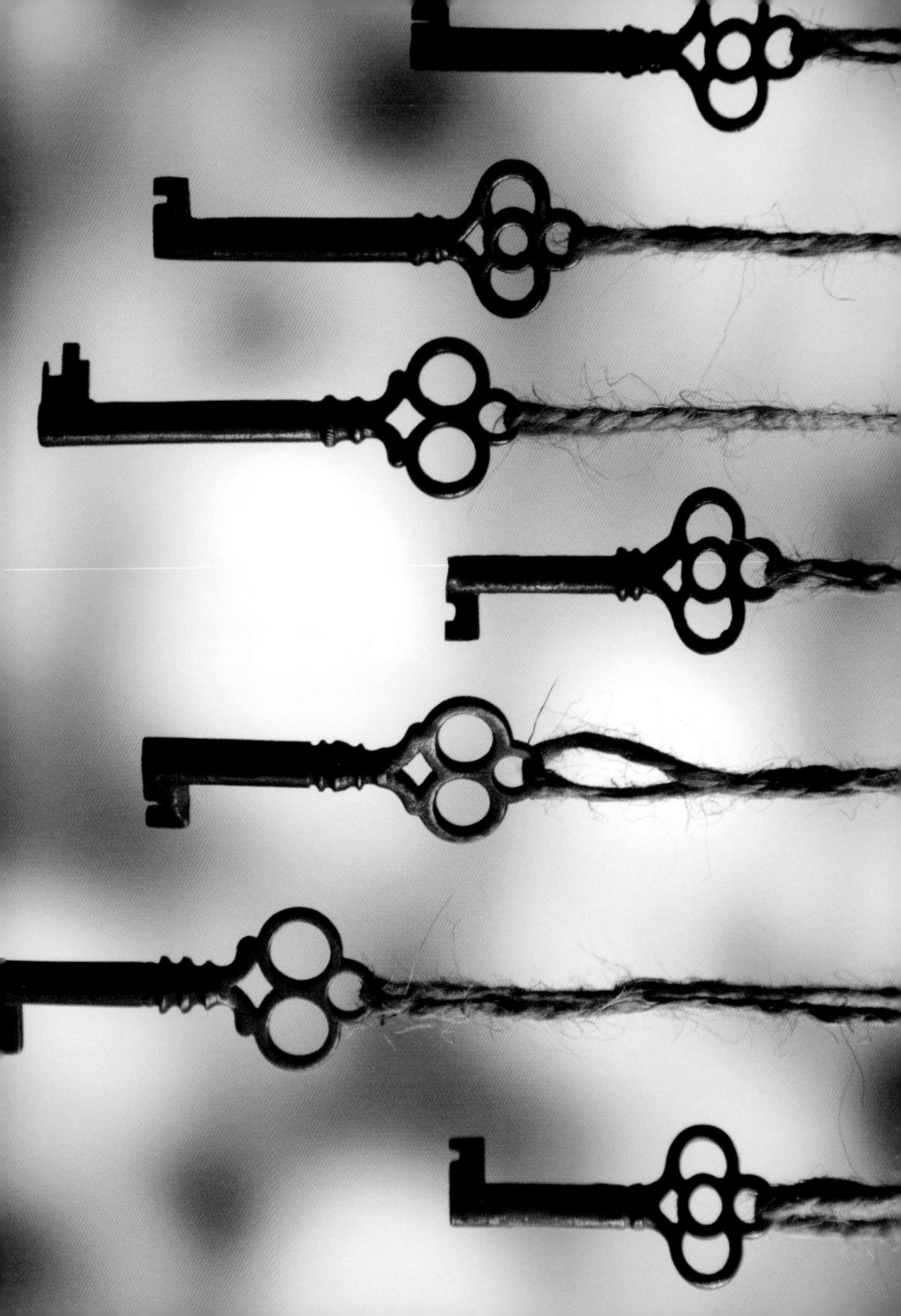

故郷ははるか遠く、

目の前にはまだ見ぬ世界と、たどるべき多くの道がある。

進もう、影を抜け、夜がふけるまで。

輝く星たちがみな、夜空を覆《おお》いつくすまで。

——J・R・R・トールキン『ロード・オブ・ザ・リング／王の帰還』

Relaxing note

今日は、どんな一日でしたか?

Date　　/　　/

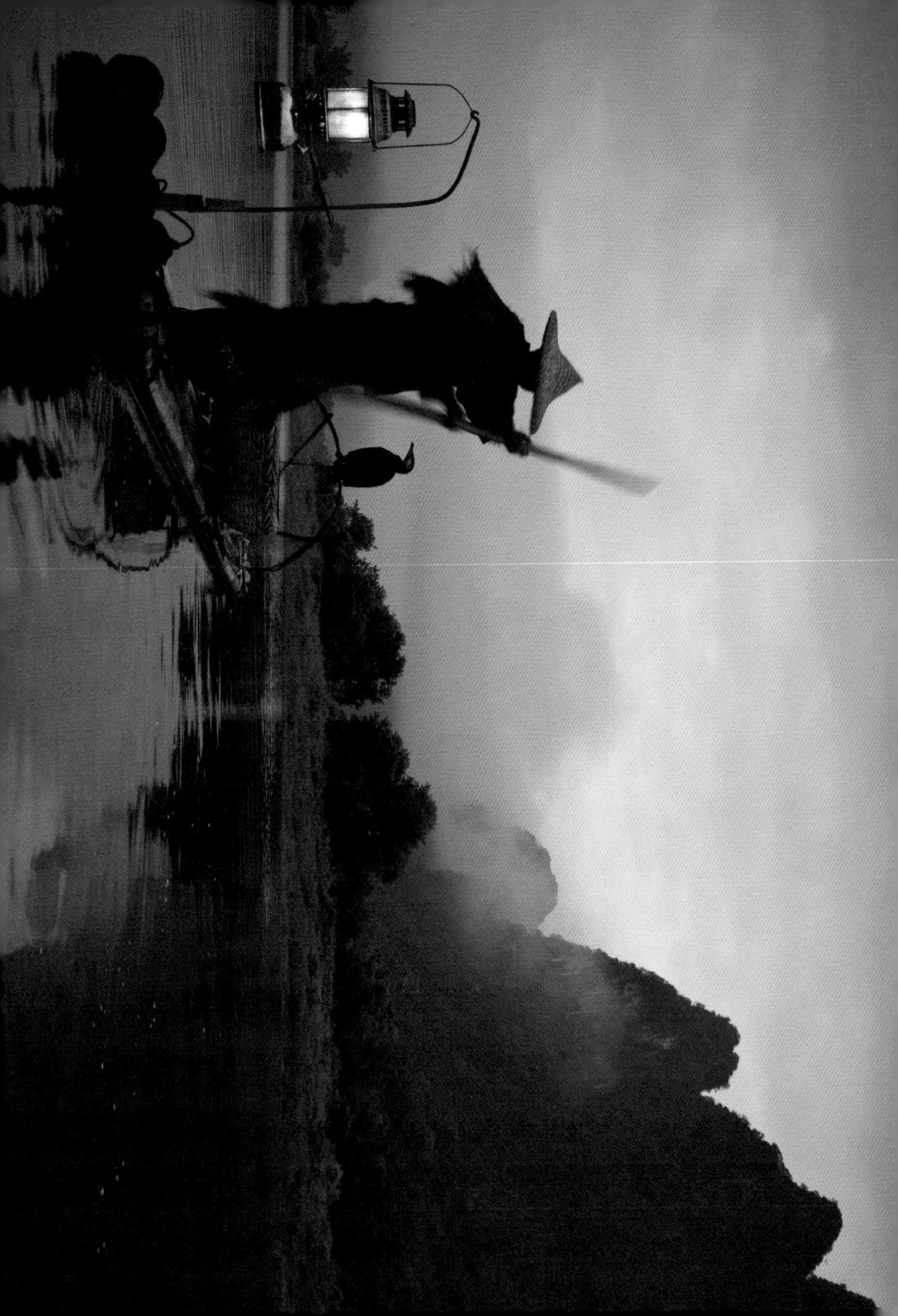

彼はひとりだった。

誰からも顧《かえり》みられず、幸せで、荒々しい人生の真只中《まっただなか》に向かっていた。

孤独で、若々しく、頑固で、荒々しい心を持っていた。

まわりにあるのは荒々しい空気と塩からい水、

貝と海草といった海の恵み、雲でさえぎられた灰色の太陽の光。

そんななかにあって、彼はただひとり、そこにいた。

——ジェイムズ・ジョイス『若い芸術家の肖像』

Relaxing note

今日は、どんな一日でしたか?

Date　/　/

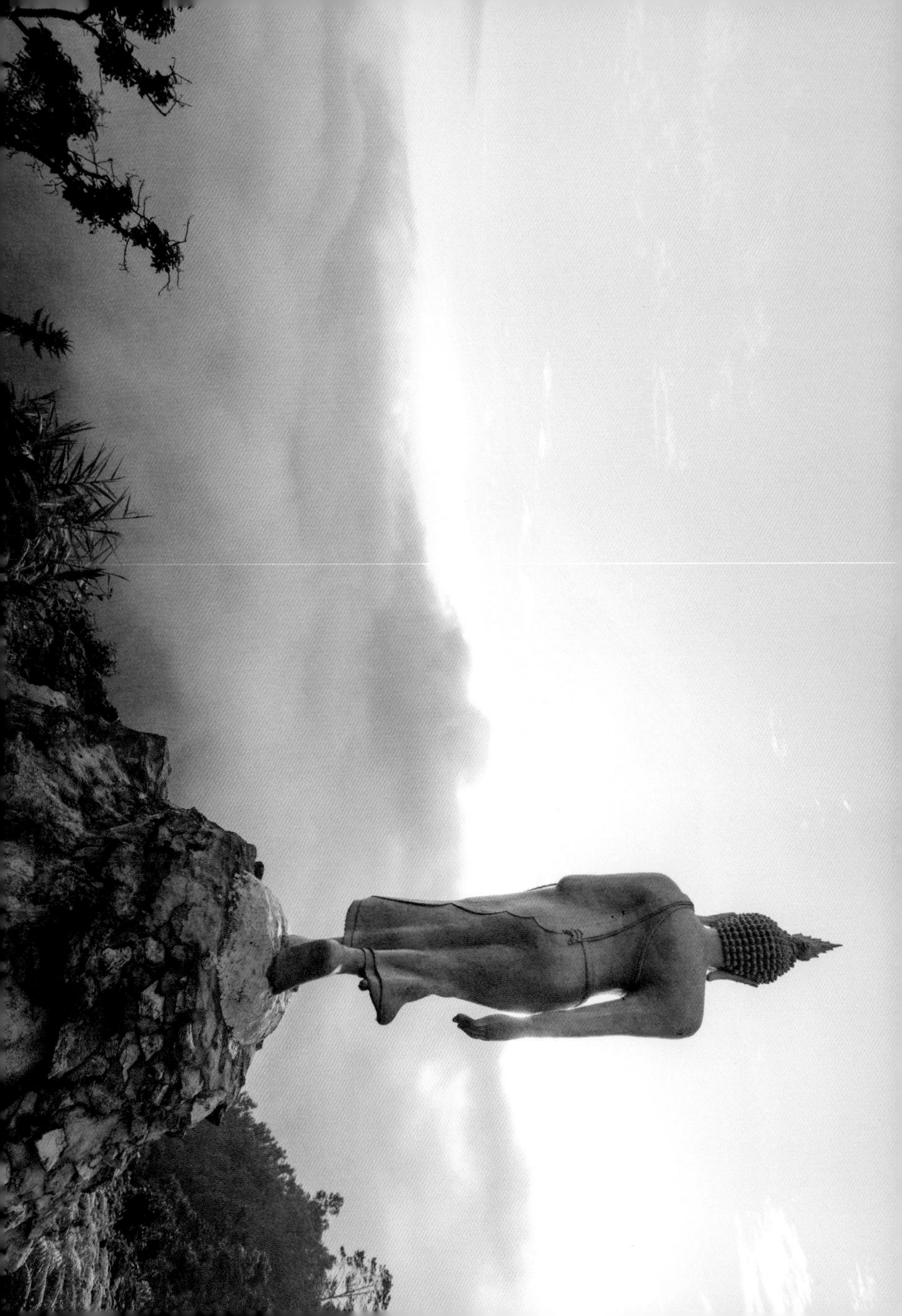

私たちは堂々めぐりをしているのではなく、

私たちは上へ登っているのだ。

この輪は螺旋形《らせんけい》のもので、

私たちはもうたくさんの階段を登ったのだ。

——ヘルマン・ヘッセ『シッダールタ』

Relaxing note

今日は、どんな一日でしたか?

Date　　/　　/

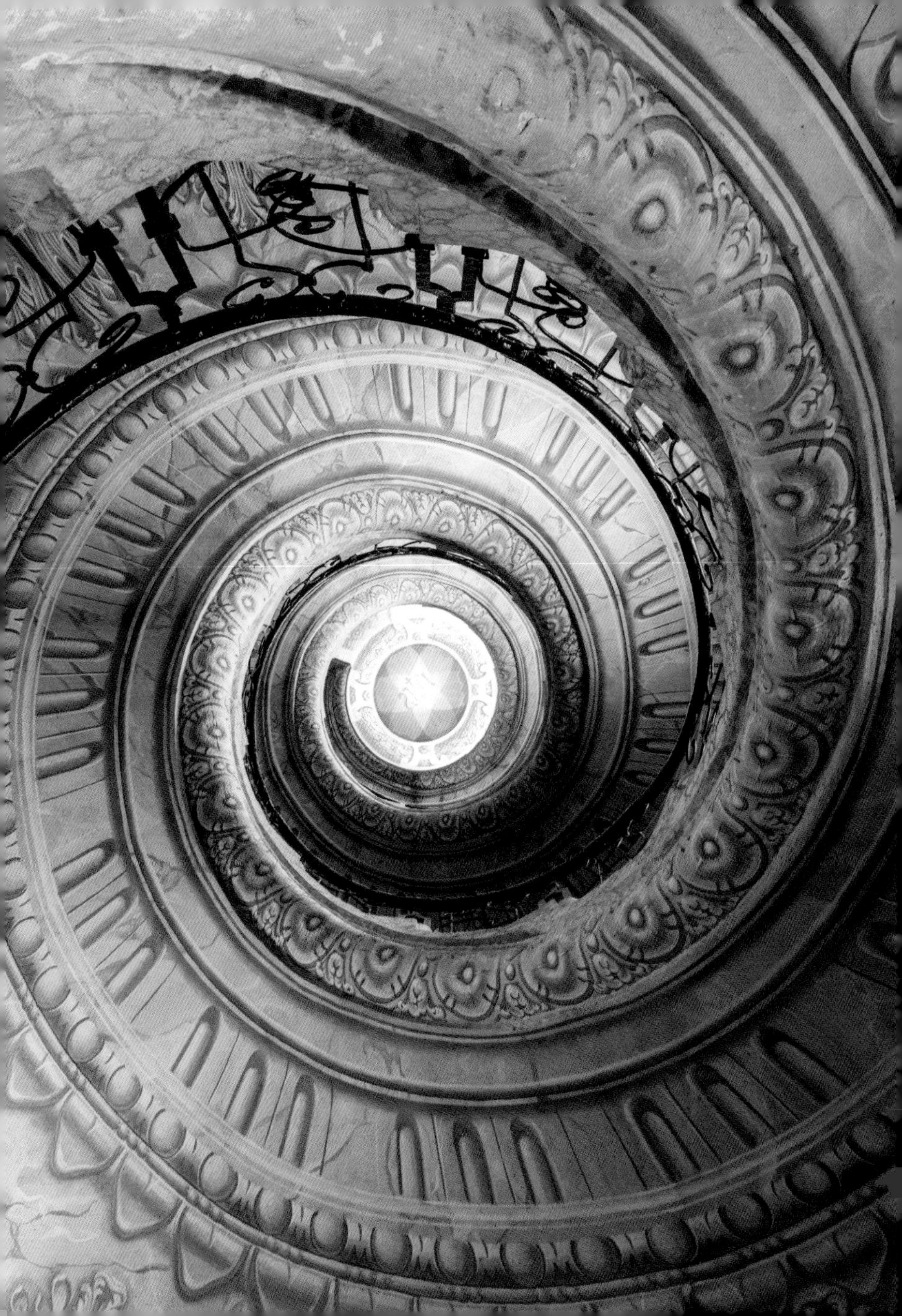

ここに至るまでの道のりには、驚くものがある。
旅してきた距離、これまでの食事、出会った人々、寝泊まりした部屋。
わたしは普通のことをしただけかもしれない。
だがそれらがどれだけ普通に見えようとも、
想像をはるかに超えていたときがたくさんある。

——ジュンパ・ラヒリ『停電の夜に』

Relaxing note

今日は、どんな一日でしたか?

Date　/　/

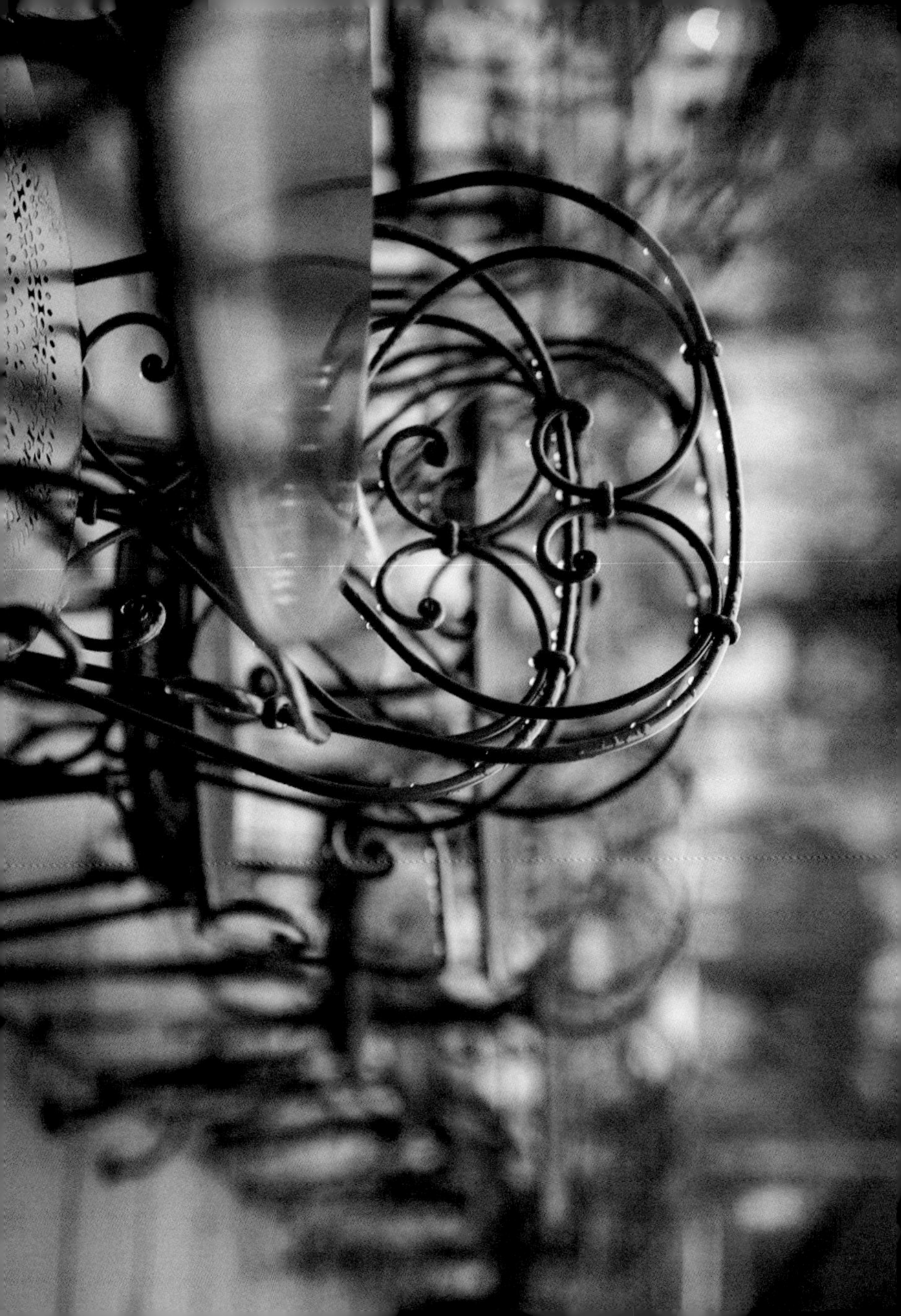

「用意はいいかい?」ついにクラウスがきいた。

「だめ」サニーがこたえた。

「わたしも」ヴァイオレットがいった。

「でも、その気になるまで待ってたら、一生待ってることになるわ。行きましょう」

——レモニー・スニケット『まやかしエレベーター』

Relaxing note

今日は、どんな一日でしたか?

Date　　/　　/

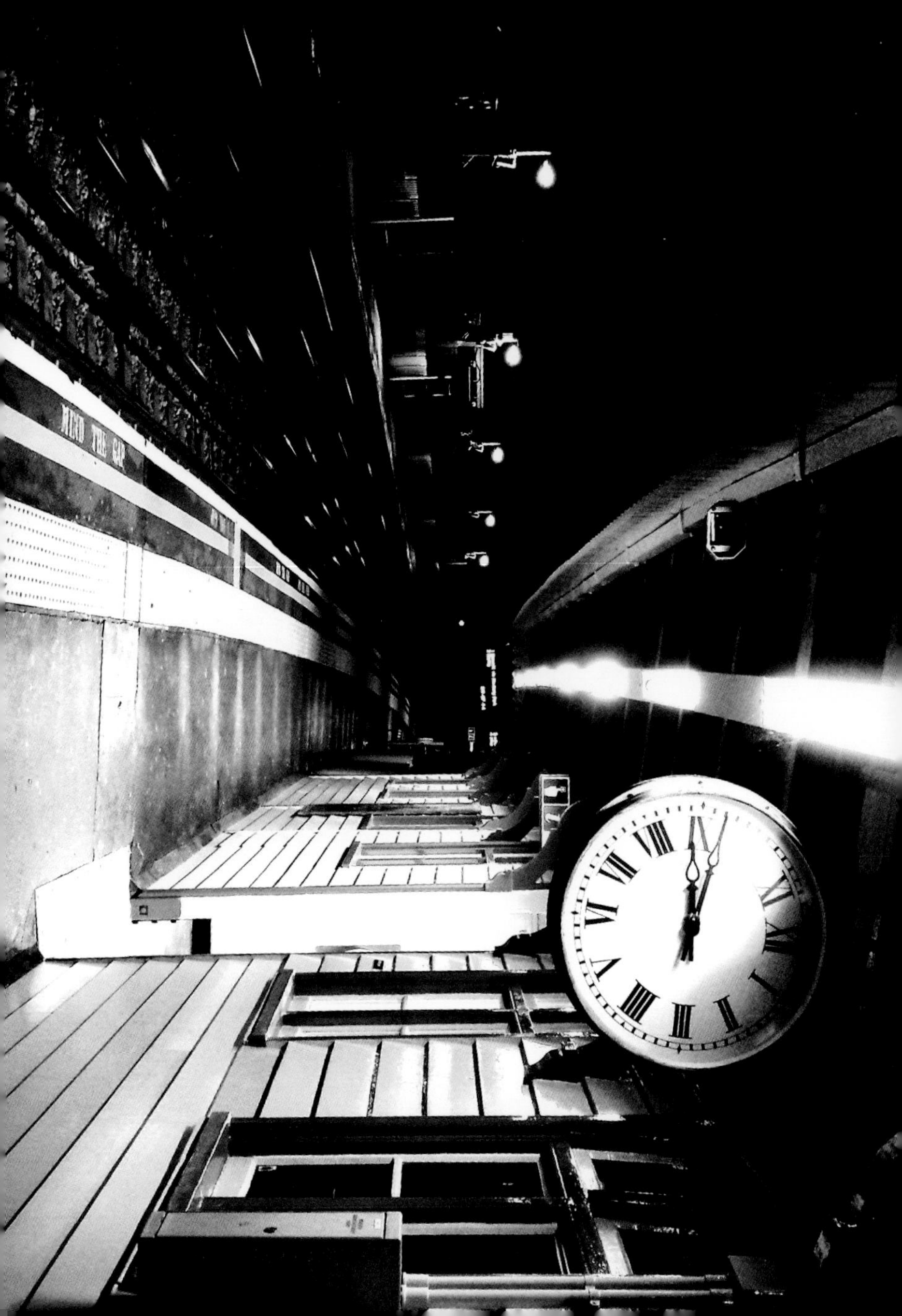
MIND THE GAP

わたしたちは、都市の七不思議、
あるいはそれ以上の不思議に歓《よろこ》びを見出すのではない。
わたしたちの疑問への「都市の答え」にこそ、歓びはあるのだ。

——イタロ・カルヴィーノ『見えない都市』

Relaxing note

今日は、どんな一日でしたか?

Date　/　/

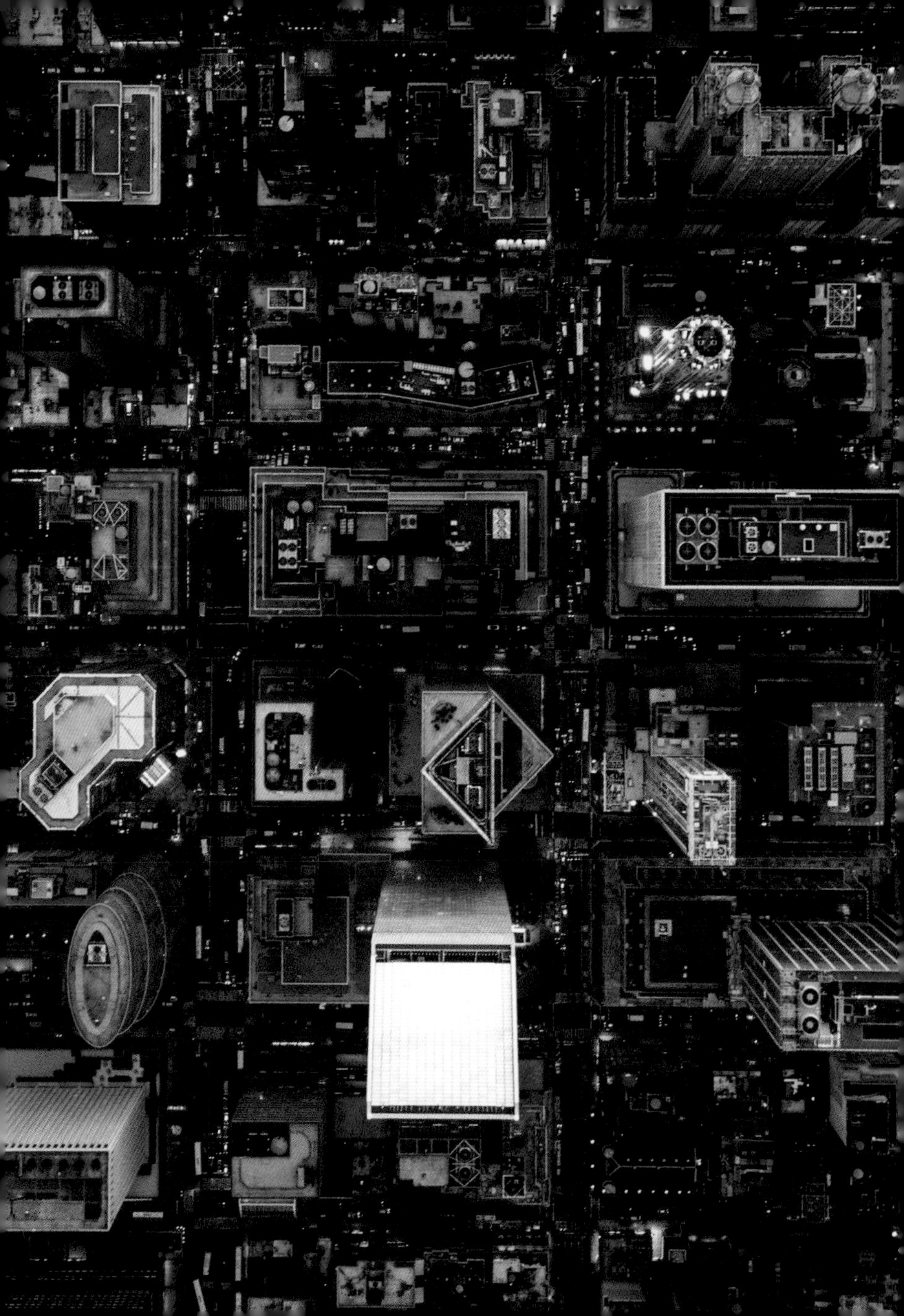

chapter 2

魔法の世界へ

私は書きたかったものを書いているだけ。
私にとっておもしろいものを書いています。
完全に自分のために。

J・K・ローリング（『ハリー・ポッター』シリーズ著者）

「なんか変な感じ！」とアリスは言った。

——ルイス・キャロル『不思議の国のアリス』

Relaxing note

今日は、どんな一日でしたか?

Date　　/　　/

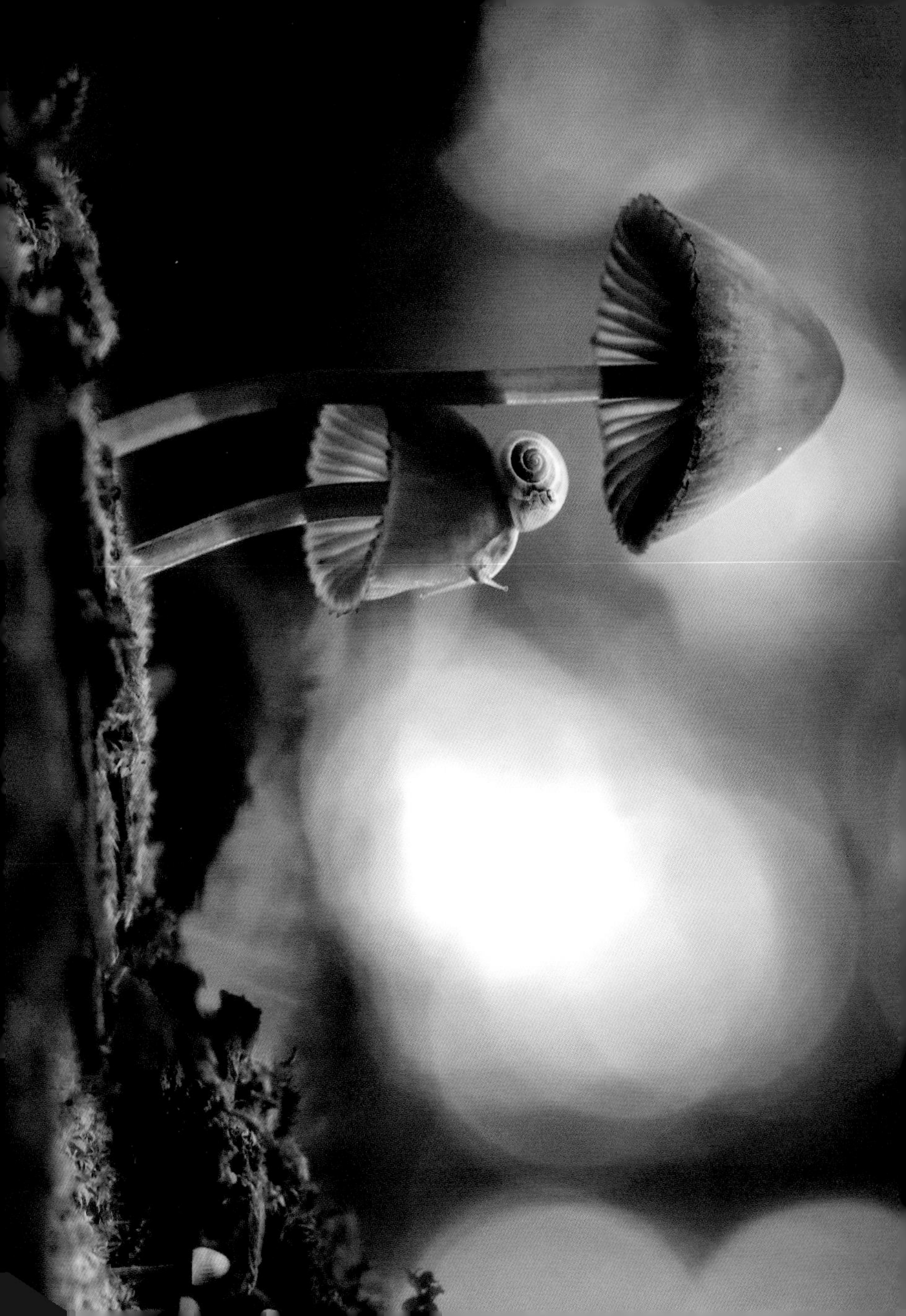

わたしが今、話しかけているのは、
ダイヤモンドやシルクのドレスで着飾ったパリの紳士淑女ではなく、
ありのままのあなたです。
たとえば、魔法使い、人魚、旅人、冒険家、マジシャンといったような。
皆さんはいま夢をみているわけです。

——ブライアン・セルズニック『ユゴーの不思議な発明』

Relaxing note

今日は、どんな一日でしたか?

Date　　/　　/

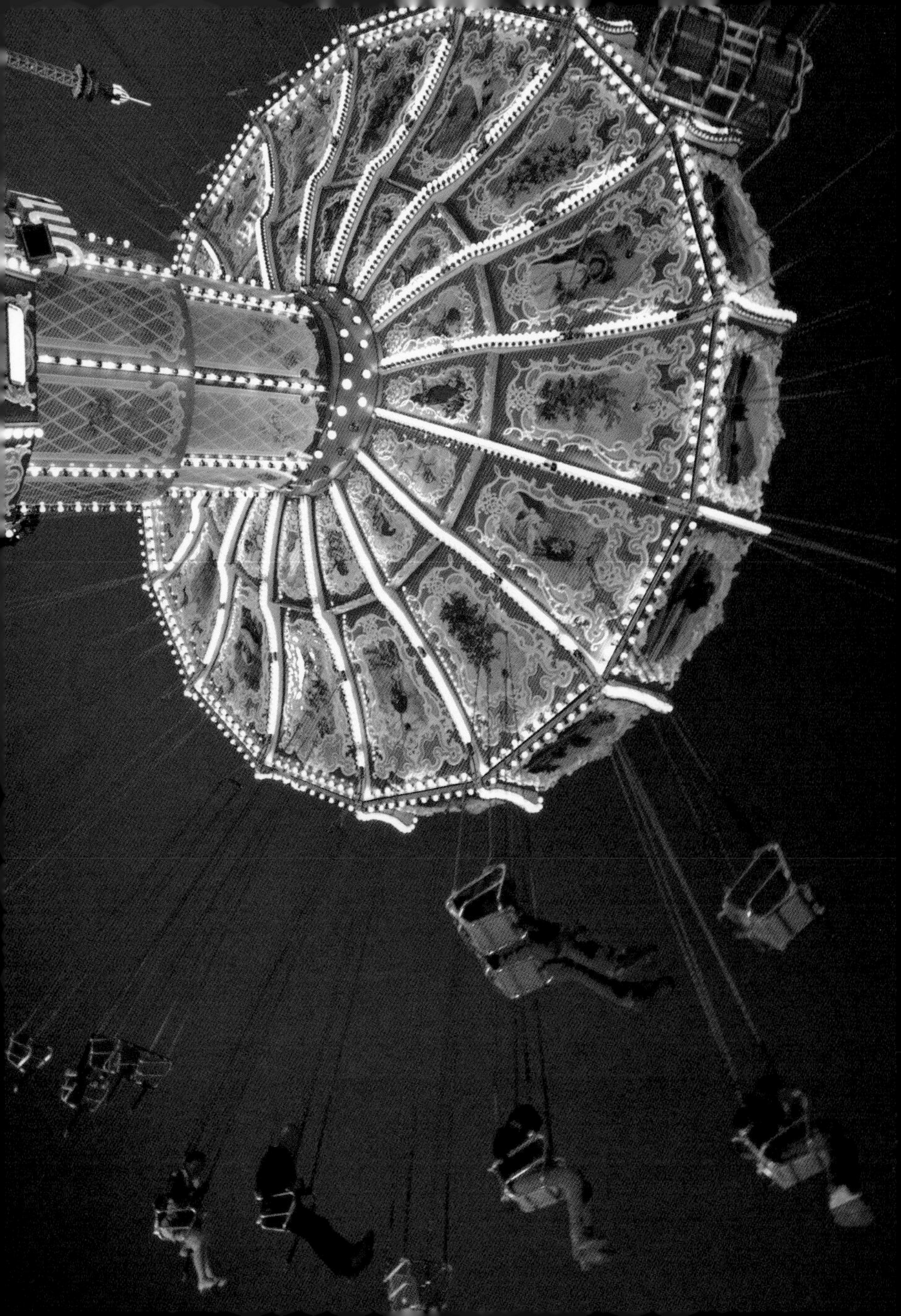

誰かがその話をする必要があるのだ。

戦いがおこなわれ、勝敗が決まるとき。

海賊が宝物を見つけたり、

ドラゴンたちがうまい紅茶を片手に敵を食べたりするとき。

誰かがその物語を語る必要がある。

そこには魔法があるのだ。

——エリン・モーゲンスターン『夜のサーカス』

Relaxing note

今日は、どんな一日でしたか？

Date　/　/

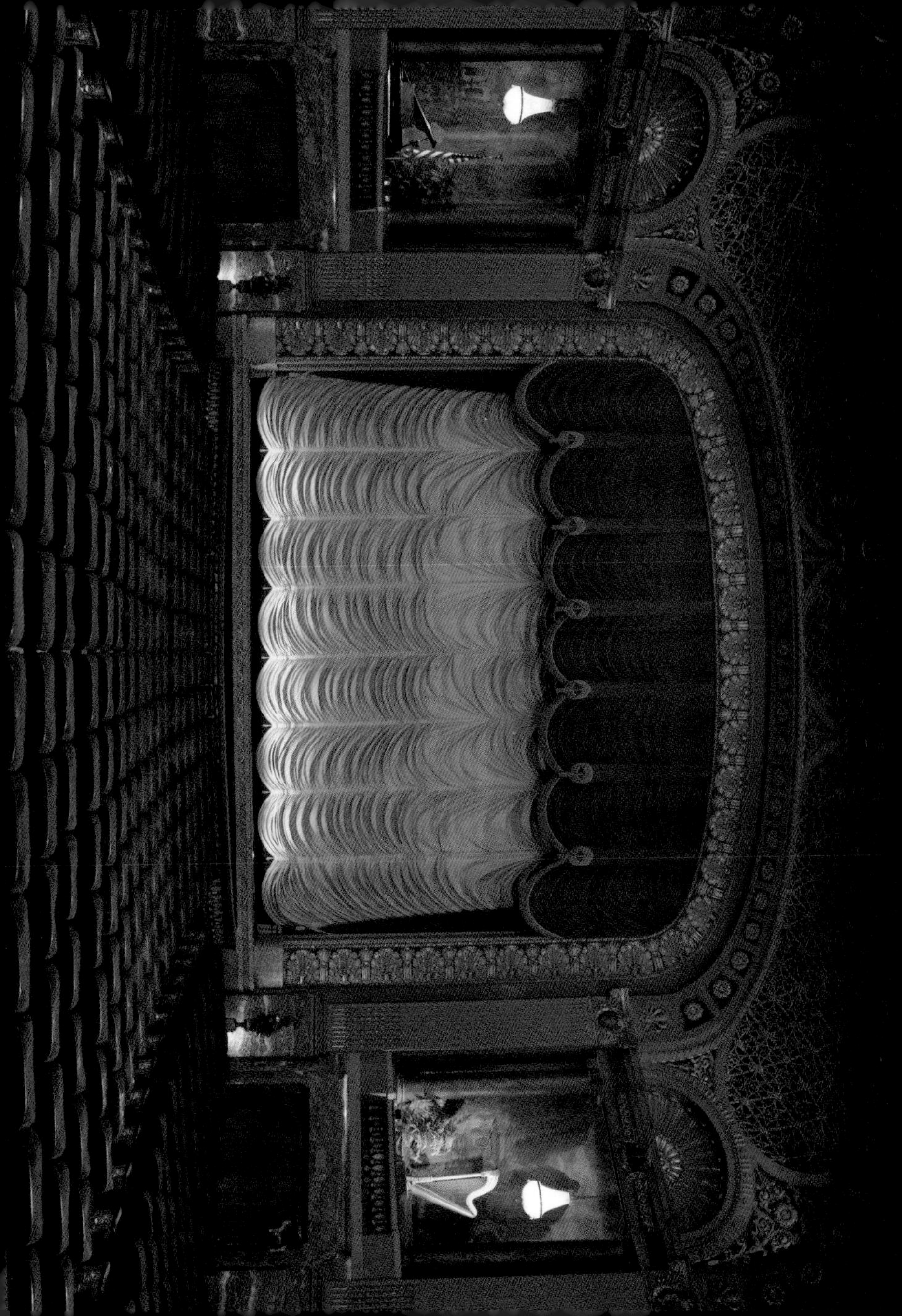

この庭に来るようになってからときどき、ぼくは木のあいだを通して空を見上げる。
そうすると、不思議なうれしい気持ちがわいてくる。何かがぼくの胸の中で押したり引いたりして、
ぼくの呼吸を速くさせるような気がしてくる。魔法はいつも押したり引いたりして、
何もないところからいろいろなものを作り出す。すべてのものは魔法の力で生まれたんだ。
葉っぱも、木も、花も、鳥も、アナグマも、キツネも、リスも、人間も。
だから、魔法はぼくらのまわりのあらゆるところに存在するにちがいない。
この庭にも。あらゆる場所に。

——フランシス・ホジソン・バーネット『秘密の花園』

Relaxing note

今日は、どんな一日でしたか?

Date　/　/

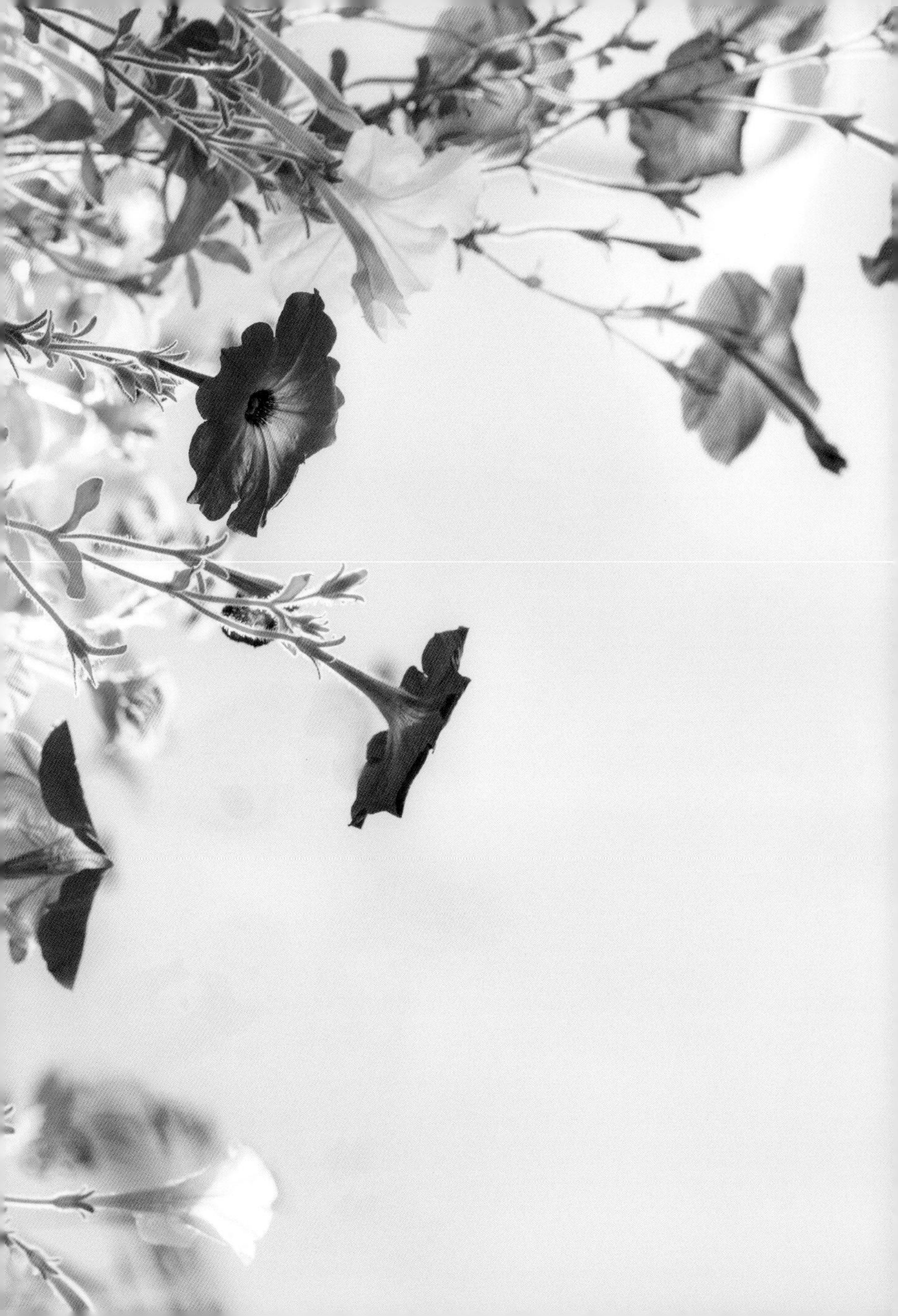

道が美しければ、それがどこに通じているかは尋ねずにおこう。

——アナトール・フランス（作家）

Relaxing note

今日は、どんな一日でしたか?

Date　　/　　/

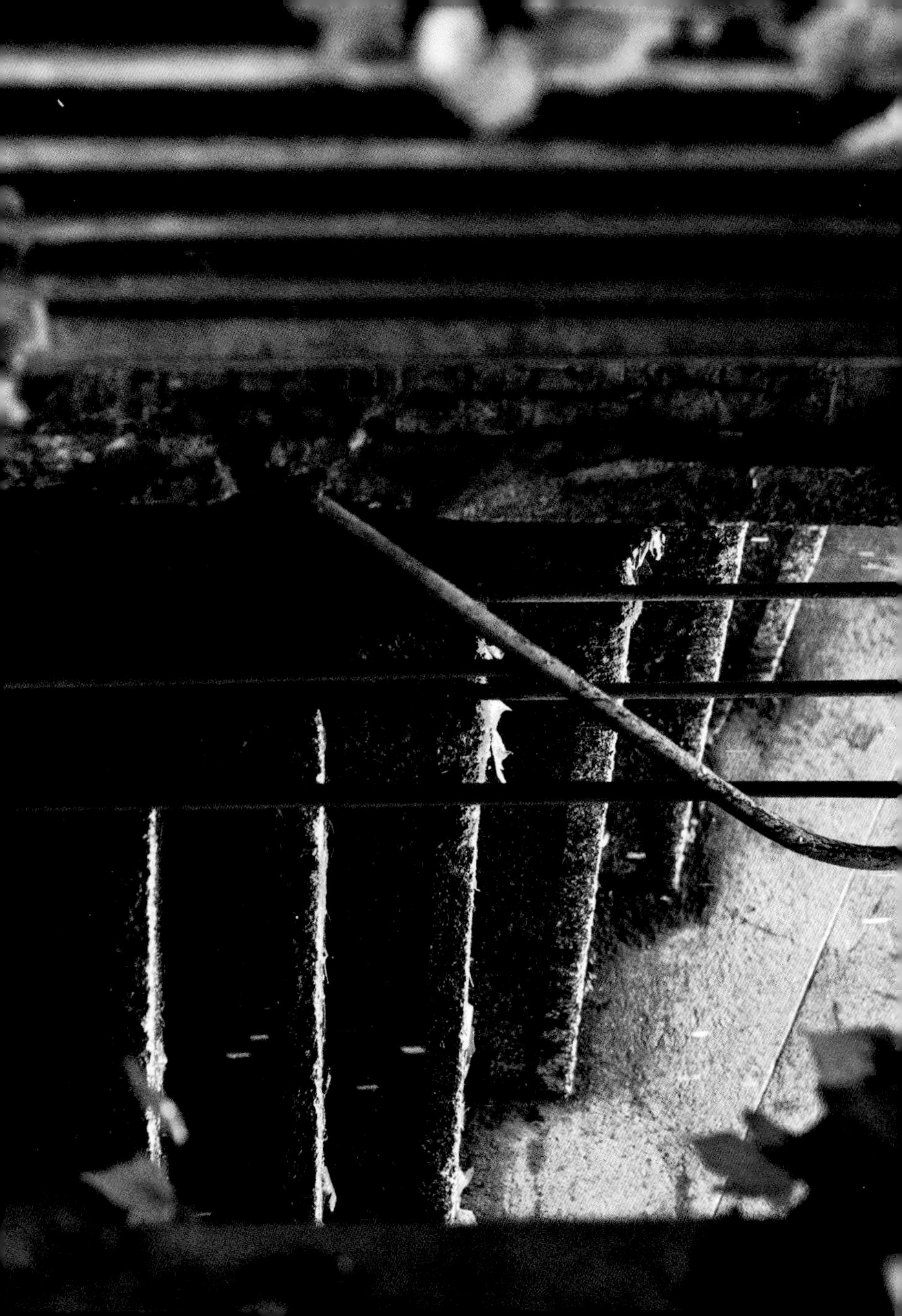

「ああ、音楽とは何にもまさる魔法じゃ」
感激の涙をぬぐいながらダンブルドアが言った。

――J・K・ローリング『ハリー・ポッターと賢者の石』

Relaxing note

今日は、どんな一日でしたか?

Date　　/　　/

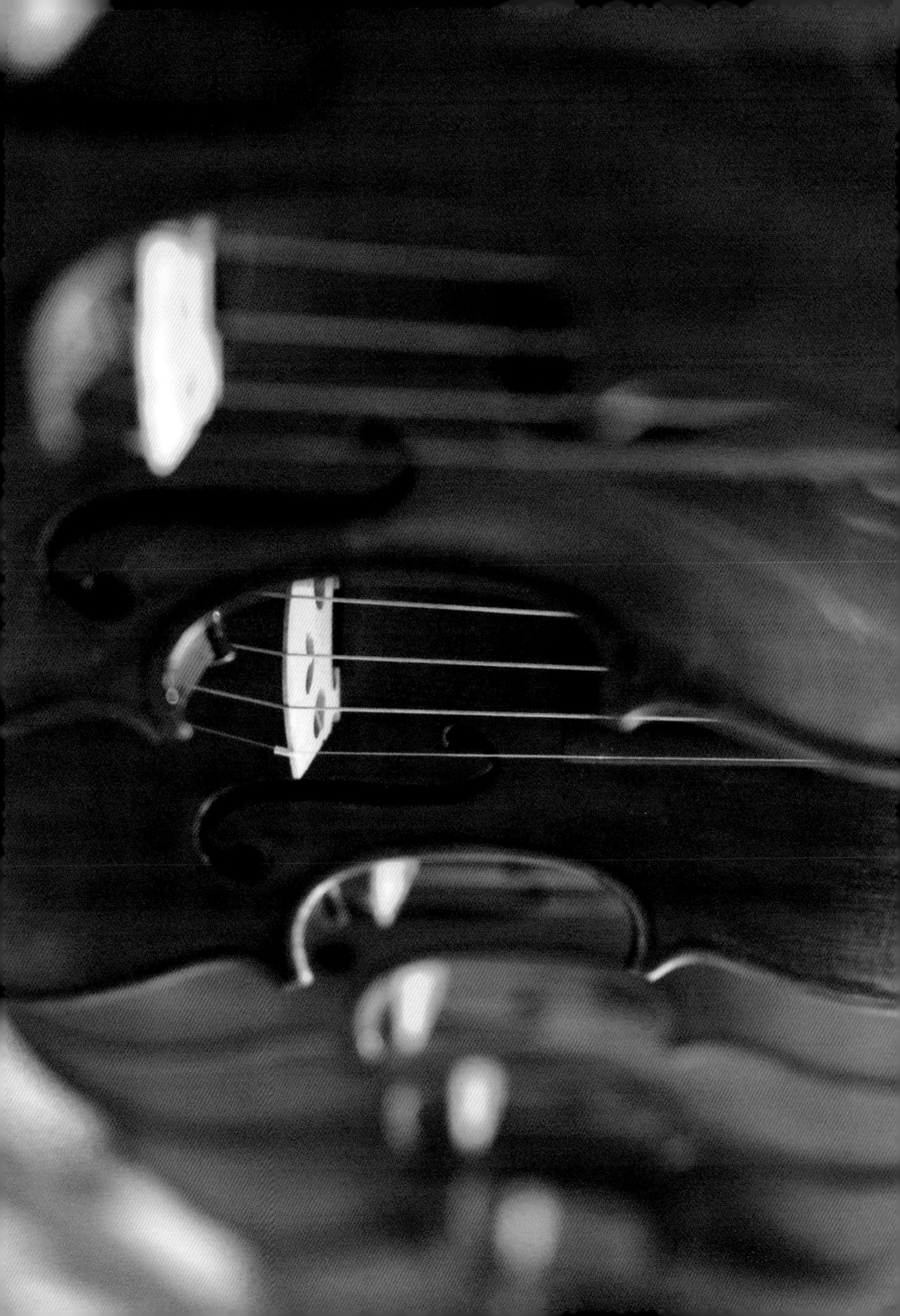

ほかにもいろいろ楽しい島はあるのですが、
一番居心地がよくコンパクトな島といえばネヴァーランドでしょう。
大きすぎたり、広すぎたりすることがなく、ひとつの冒険から別の冒険へ向かうのに
うんざりするほど長い距離を移動する必要もなく、うまい具合にまとまっているのです。
お昼に、椅子とテーブルクロスを使って「ネヴァーランドごっこ」をする分には何らこわいことは
ありません。でも、夜寝る2分前ころになると、ネヴァーランドは本物のようになってきます。
夜の間ずっと、ベッドのそばに明かりをつけておくのはそのためなのです。

――J・M・バリー『ピーターパンとウェンディ』

Relaxing note

今日は、どんな一日でしたか？

Date　　/　　/

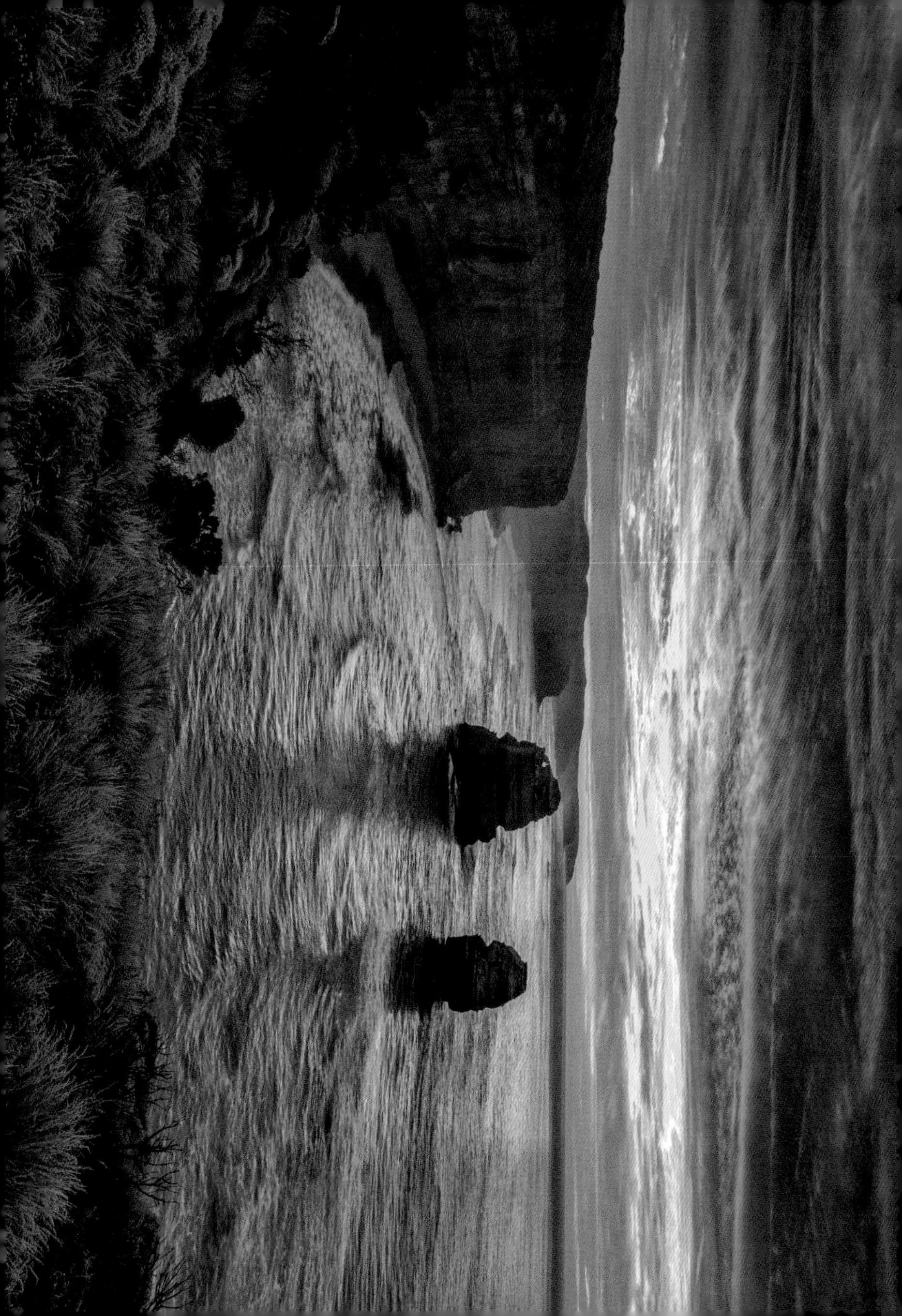

ひと粒の砂にも「世界」を見て
一輪の野の花にも「天国」を見る。
君の手のひらは「無限」をつかみ、
そのうちに「永遠」をもつかむ。

――ウィリアム・ブレイク「無心のまえぶれ」

Relaxing note

今日は、どんな一日でしたか?

Date　/　/

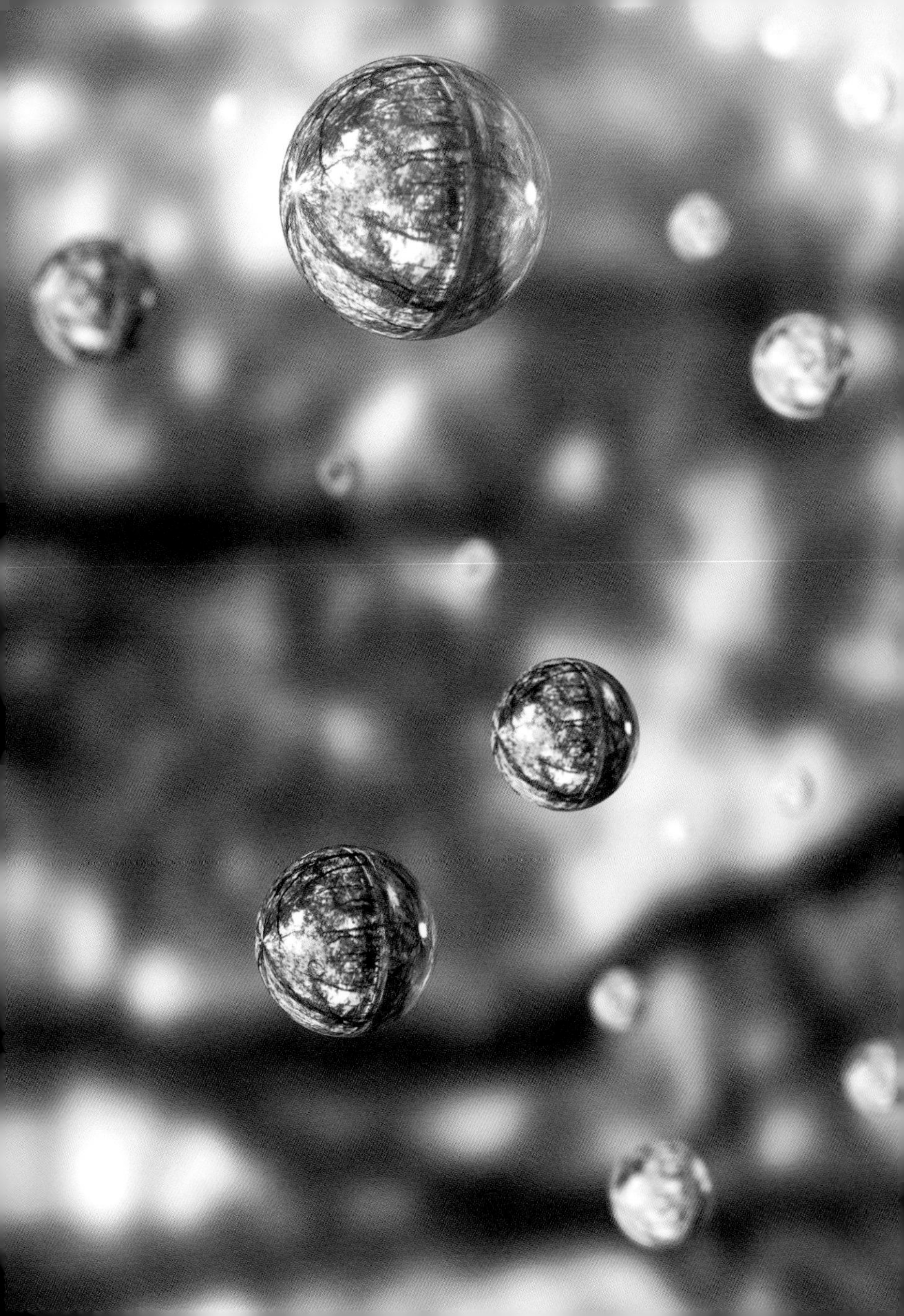

想像の翼ってすばらしいわね。
だって、際限《さいげん》なく広げることができるんですもの。

――ローレン・バコール（女優）

Relaxing note

今日は、どんな一日でしたか?

Date　/　/

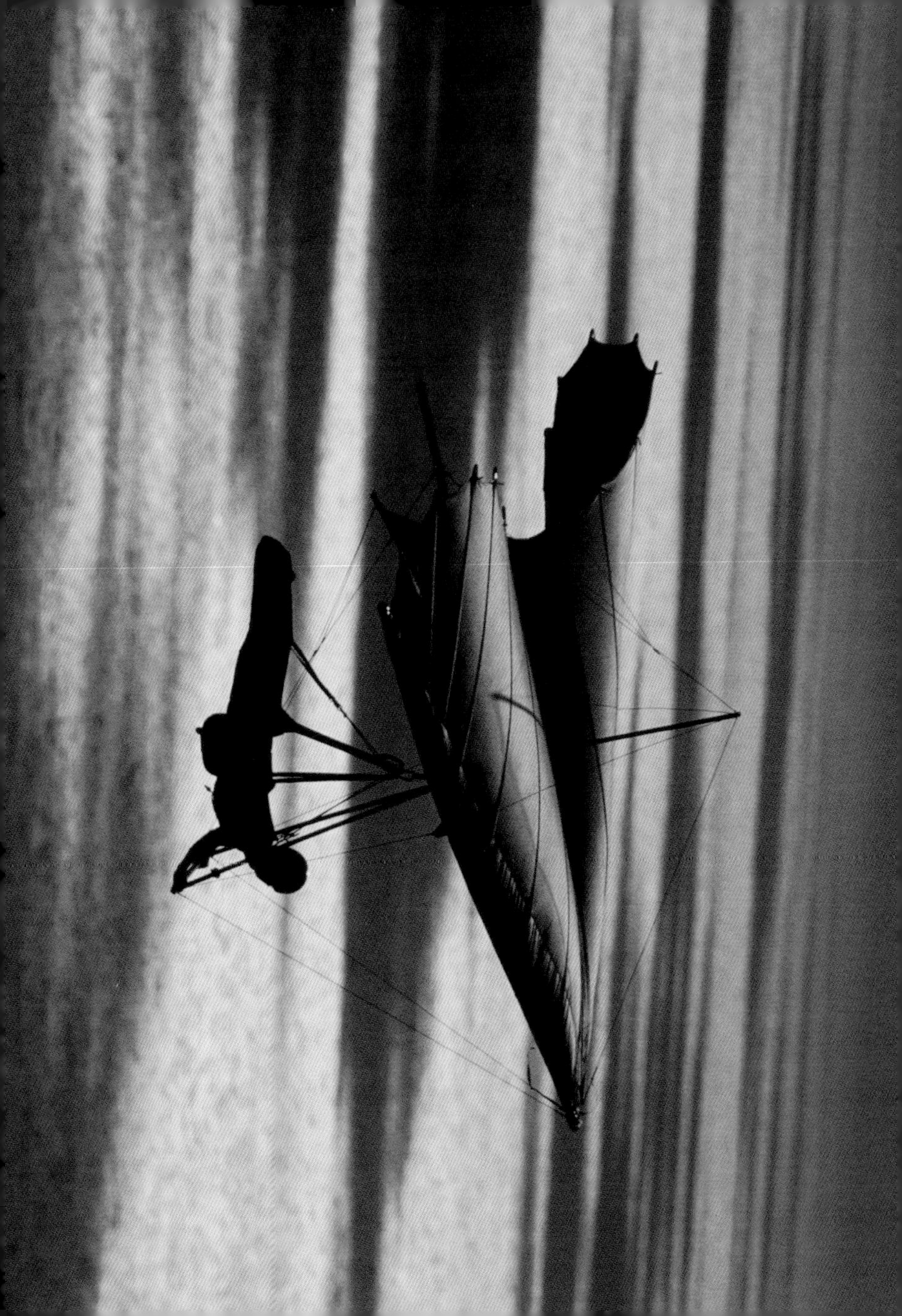

そうさ。ぼくは夢想家《むそうか》だよ。

だって夢想家とは月の光によってのみ

おのれの道を発見できる人間であり、

その罰は世人《せじん》の誰よりもさきに夜明けを知るということなのだから。

——オスカー・ワイルド「芸術家としての批評家」

Relaxing note

今日は、どんな一日でしたか?

Date　/　/

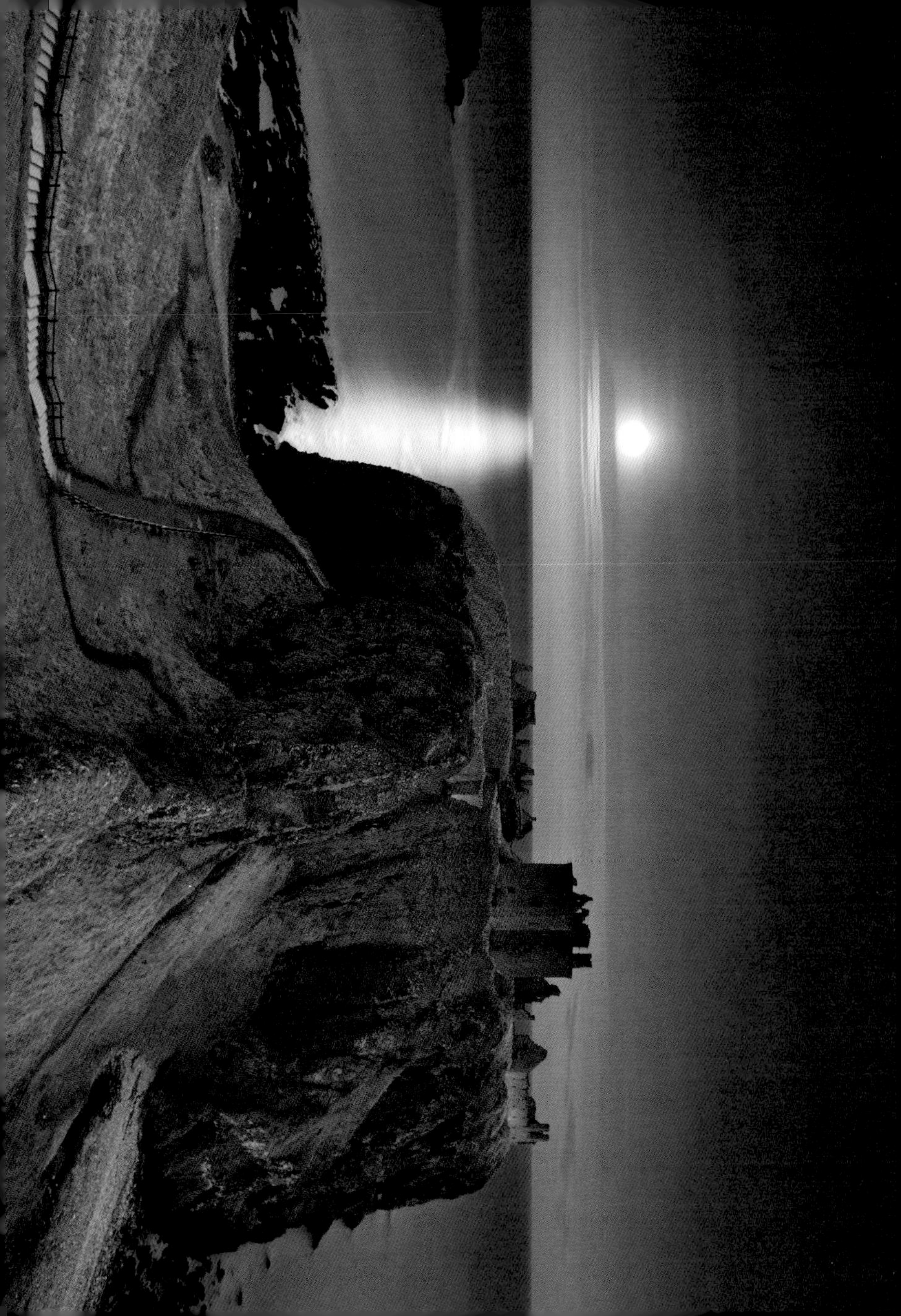

ダルタニャンは、早くも想像の翼にのって
憧れの夫人との恋をあれこれ思い描いていた。

——アレクサンドル・デュマ『三銃士』

Relaxing note

今日は、どんな一日でしたか?

Date　/　/

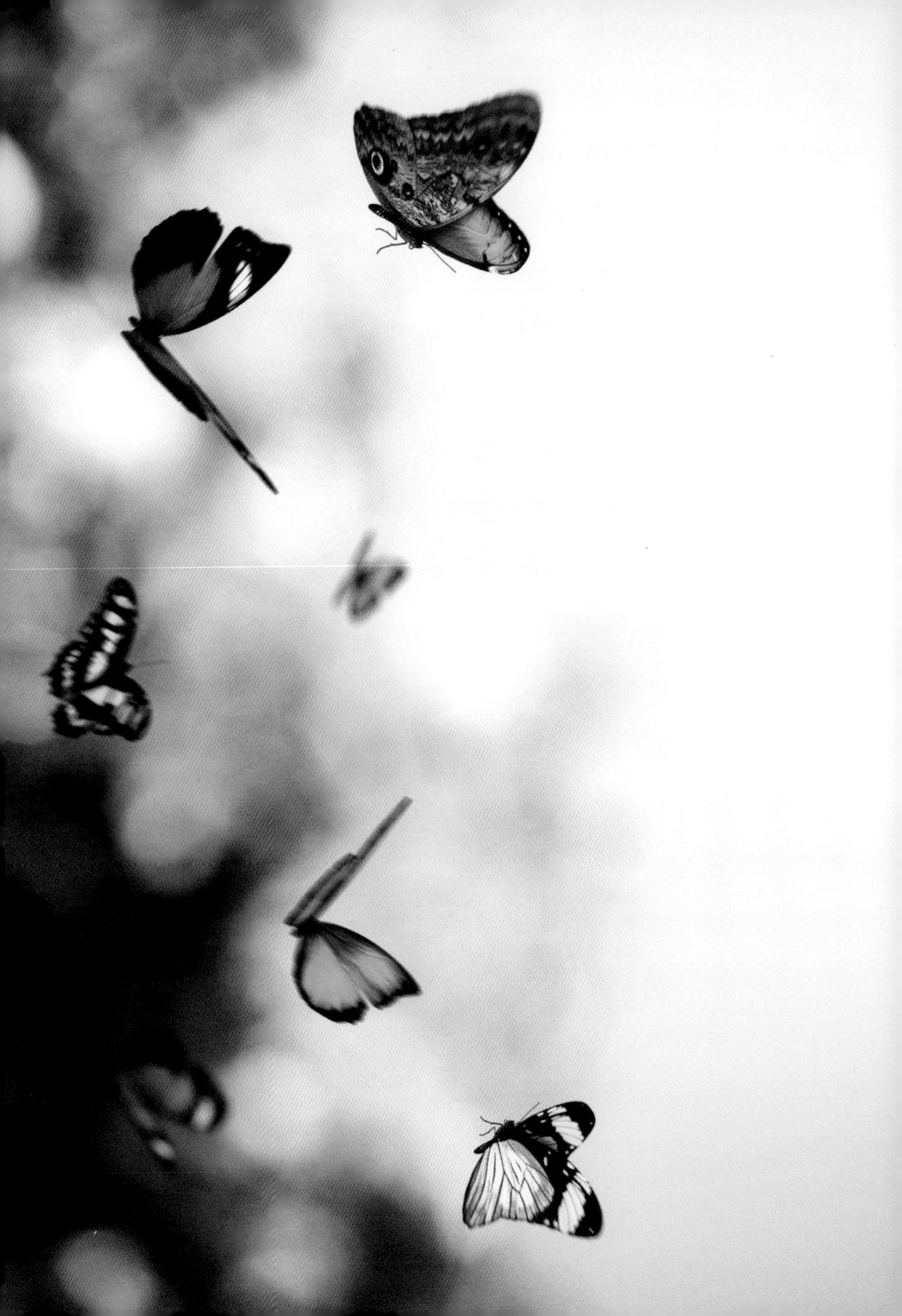

完成した物語など存在しない。

物語には終わりがなく、

世界と同じくらい果てしないものなのだ。

――ケリー・バーンヒル『わがままなお姫様ヴァイオレット』

Relaxing note

今日は、どんな一日でしたか?

Date　/　/

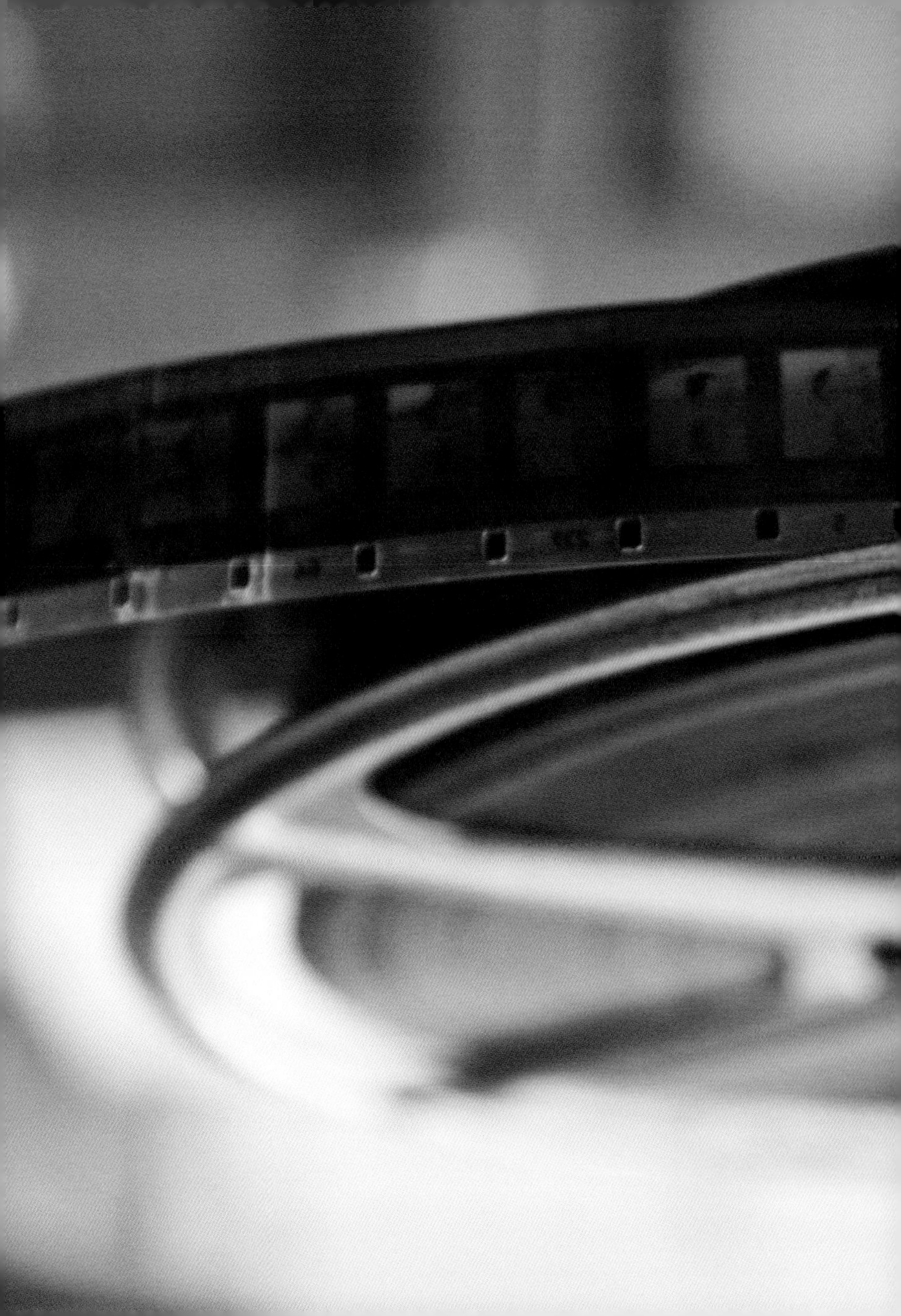

空想って影のようなものね
——つかまえられないんですもの。
気ままに踊りまわっているのよ。

——L・M・モンゴメリー『アンの青春』

Relaxing note

今日は、どんな一日でしたか?

Date　／　／

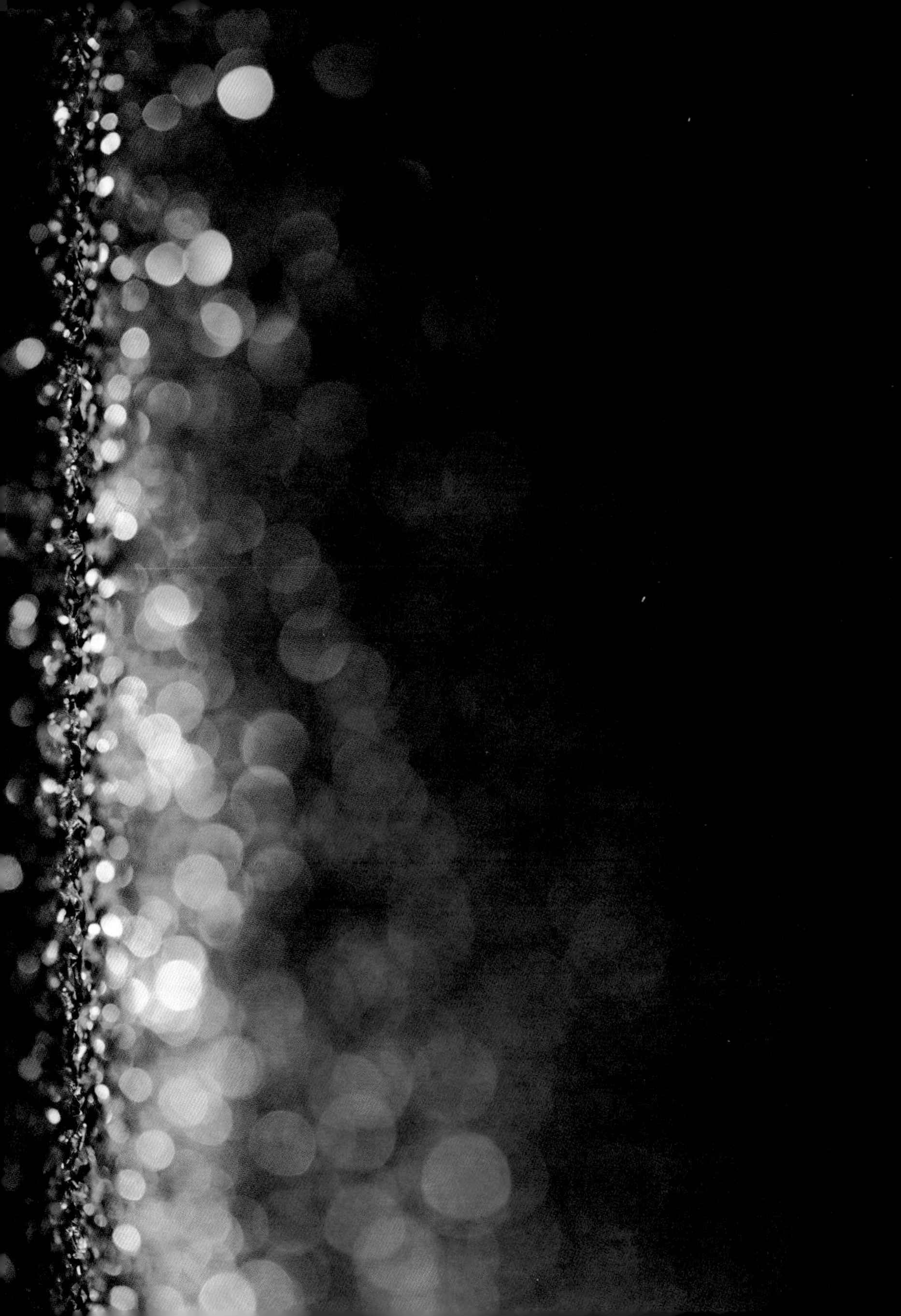

人々は一日の色を最初と最後にしか見ないが、わたしにいわせれば、
一日は時々刻々《じじこくこく》さまざまな陰影《いんえい》や趣《おもむき》に富《と》んだ色で彩《いろど》られている。
たった一時間でも、何千というさまざまな色から成り立っている。
蠟《ろう》のような黄色、雲を散らした青、陰気な暗い色。

――マーク―ス・ズーサック『本泥棒』

Relaxing note

今日は、どんな一日でしたか?

Date　/　/

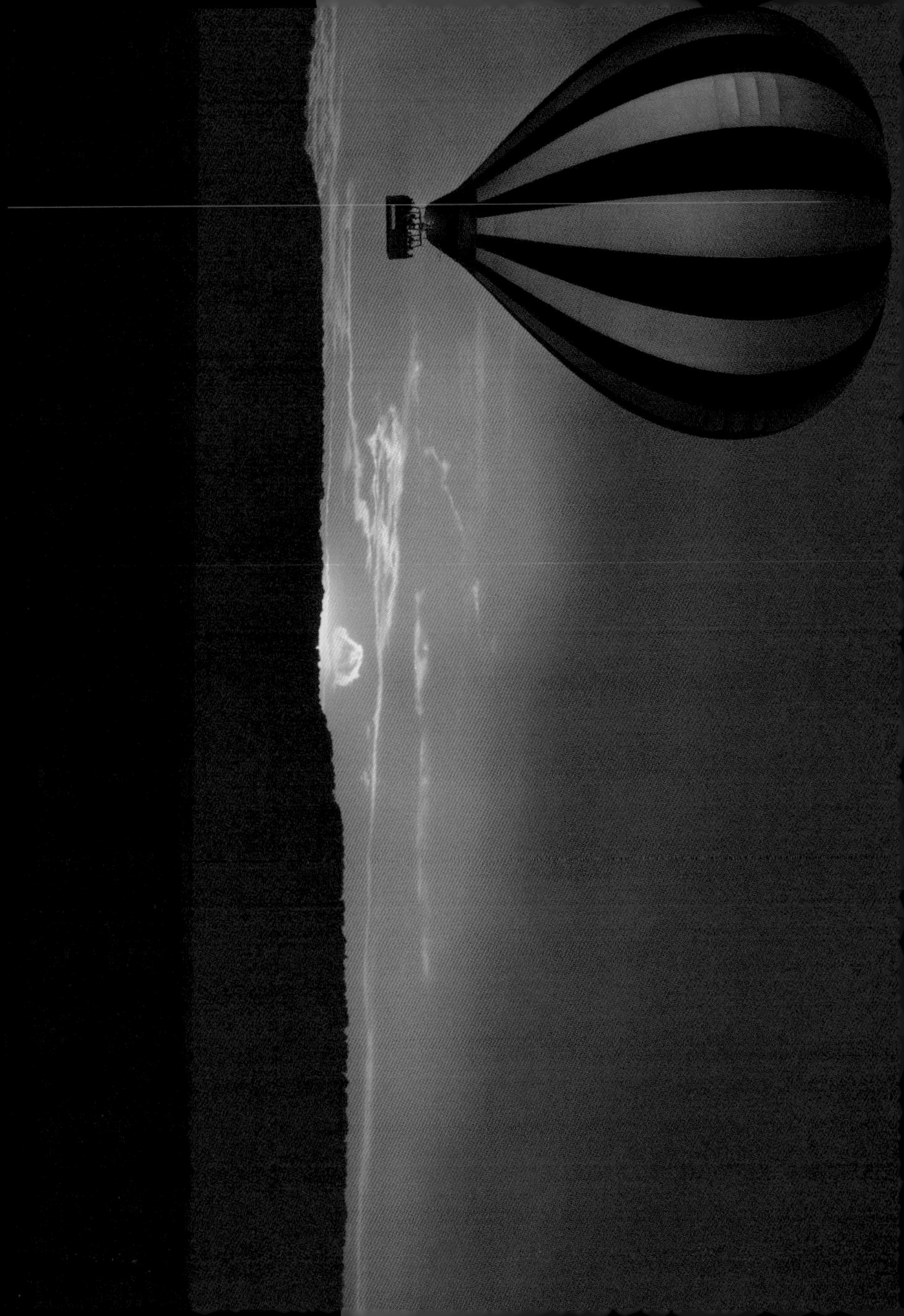

わたくしどもは影にすぎない役者、もし舞台がお気に召さなければ次のようにお考え
いただけないでしょうか。皆さま、うたた寝をしている間にまぼろしをご覧になられたのだと。
この根も葉もないつまらぬ芝居は夢以外の何ものでもなかったのだと。紳士淑女の皆さま、
どうかお怒りなきよう。もしお許しいただけるなら、さらにわたくしどもは精進いたしましょう。
正直者で知られるわたくしパックは、幸運にも野次《やじ》やお叱《しか》りから逃れることができますなら、
次の機会にはご期待に沿えるよう努めます。わたくし、嘘はつきません。
それではどなたさまもお休みなさいませ。皆さま、お手を拝借いたします。
もしご厚情《こうじょう》いただけますなら、このパックが必ずやお返しをいたします。

――ウィリアム・シェイクスピア『夏の夜の夢』

Relaxing note

今日は、どんな一日でしたか?

Date　　/　　/

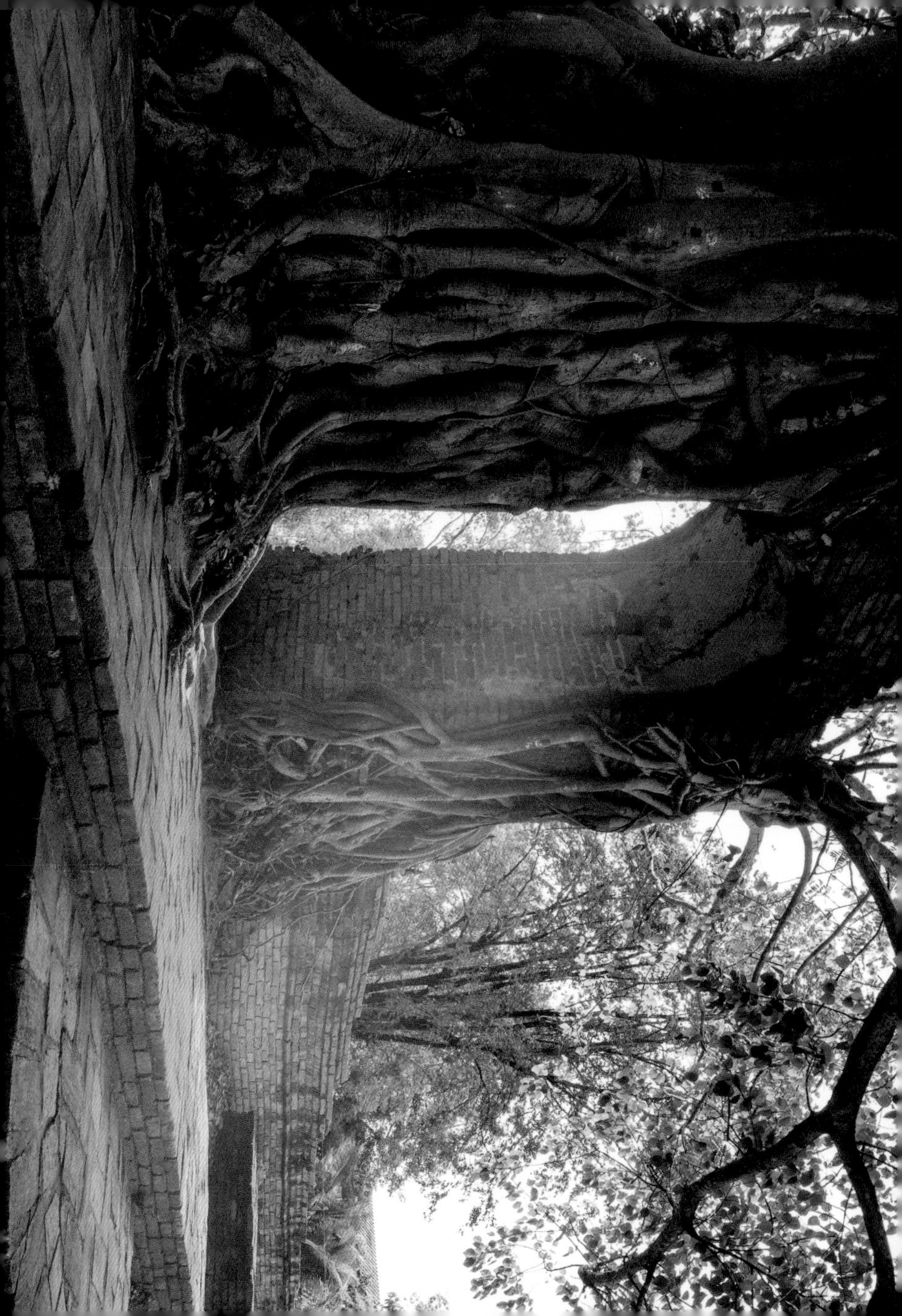

chapter 3

愛の世界へ

真の恋をする者は、
みな一目《ひとめ》で恋をする。

クリストファー・マーロウ（劇作家、詩人）

僕らが夢を見るのは、長い間離ればなれにならなくてもいいようにだと思うんだ。

もし僕らがお互いの夢に出てきたら、いつでも一緒にいられるからね。

――A・A・ミルン『クマのプーさん』

Relaxing note

今日は、どんな一日でしたか？

Date　/　/

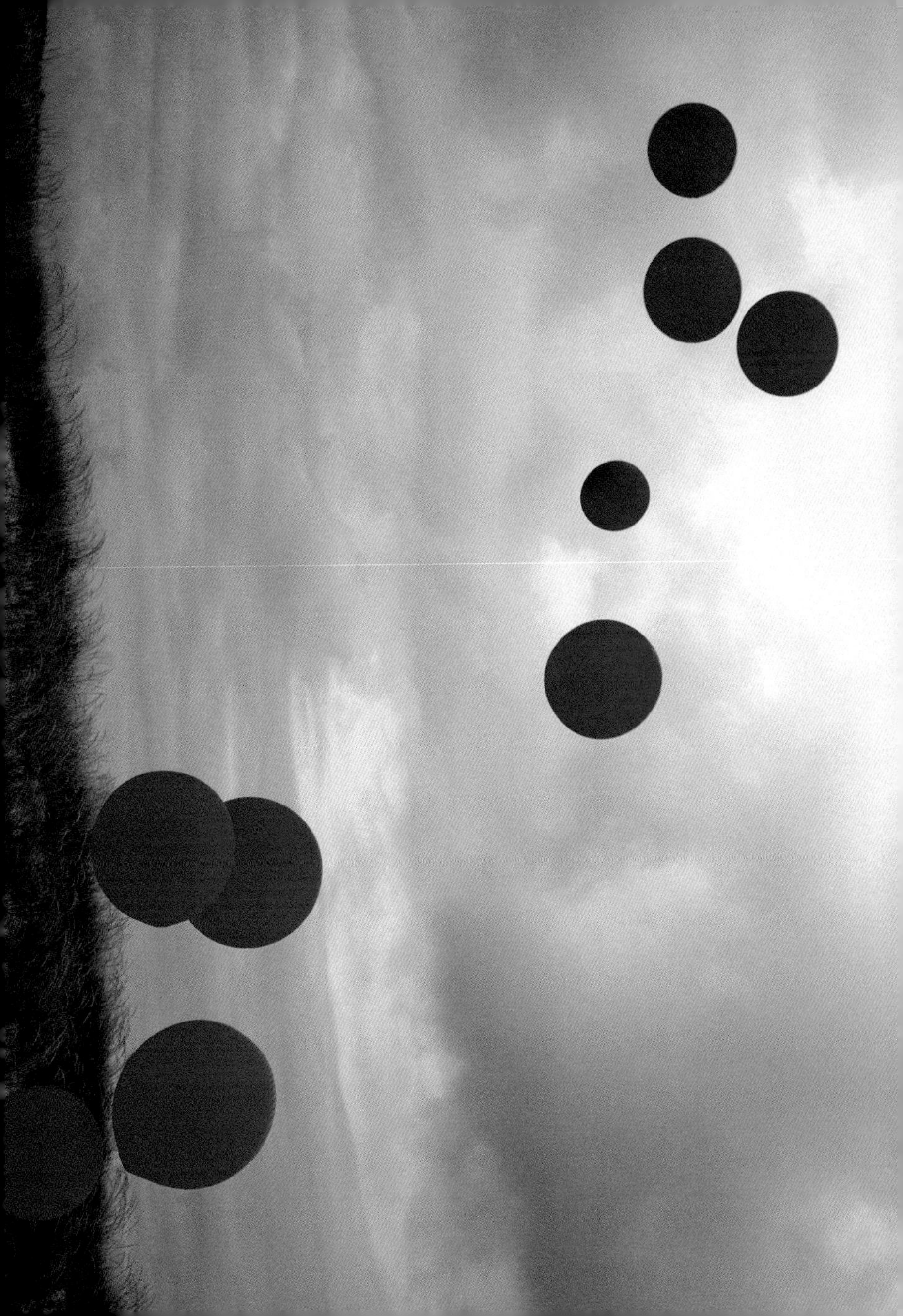

わたしの大切な記憶は、以前と少しも変わらず鮮明です。

——カズオ・イシグロ『わたしを離さないで』

Relaxing note

今日は、どんな一日でしたか?

Date　/　/

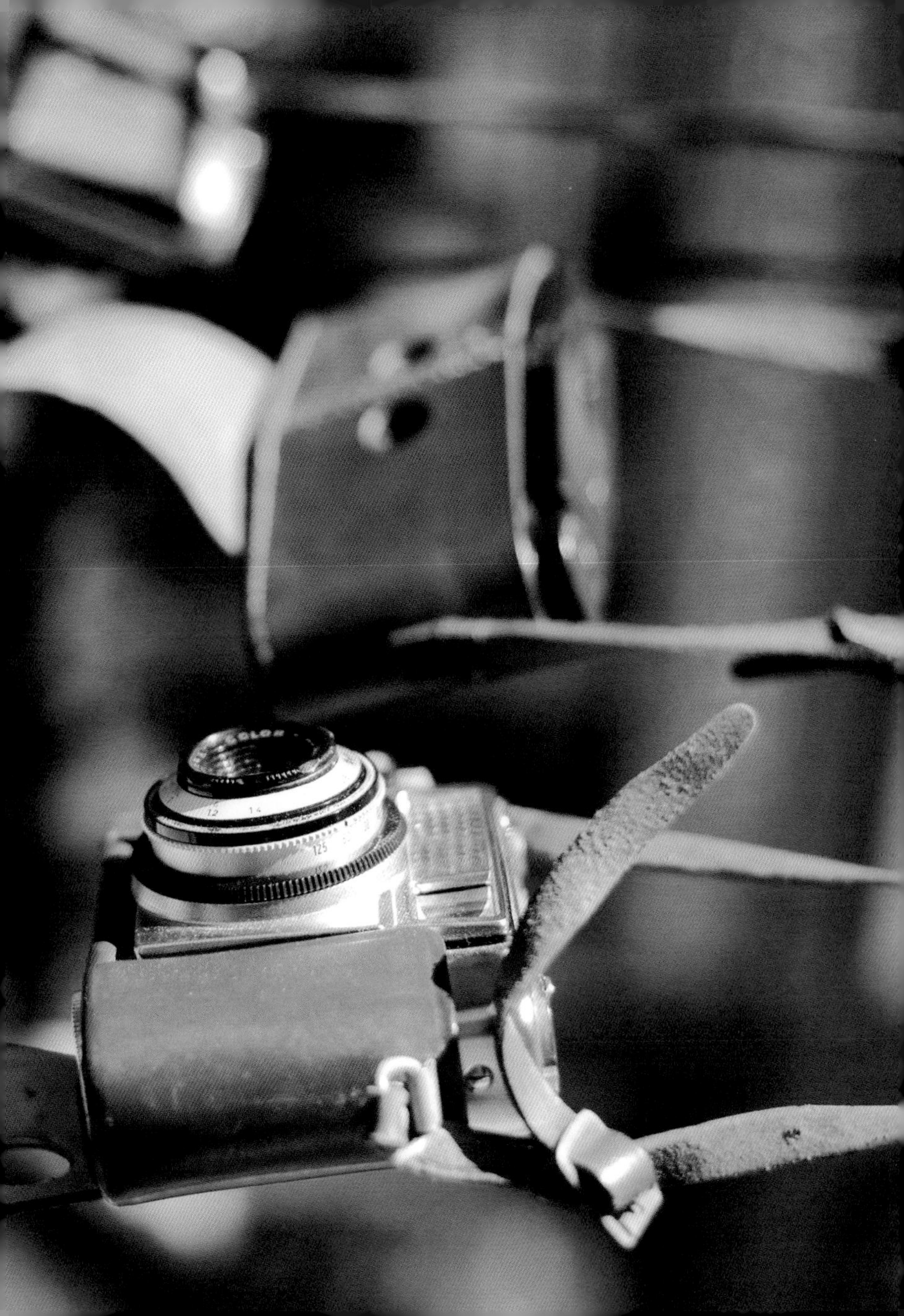

わたしの見た夢は、ずっと後までいつまでも残っていて、
わたしの考え方まで変えたものもあるわ。
そんな夢は水の中に落としたワインのように、
ぐんぐんわたしの中へ染み込んでいって、
心の色まで変えてしまうの。

——エミリー・ブロンテ『嵐が丘』

Relaxing note

今日は、どんな一日でしたか?

Date　/　/

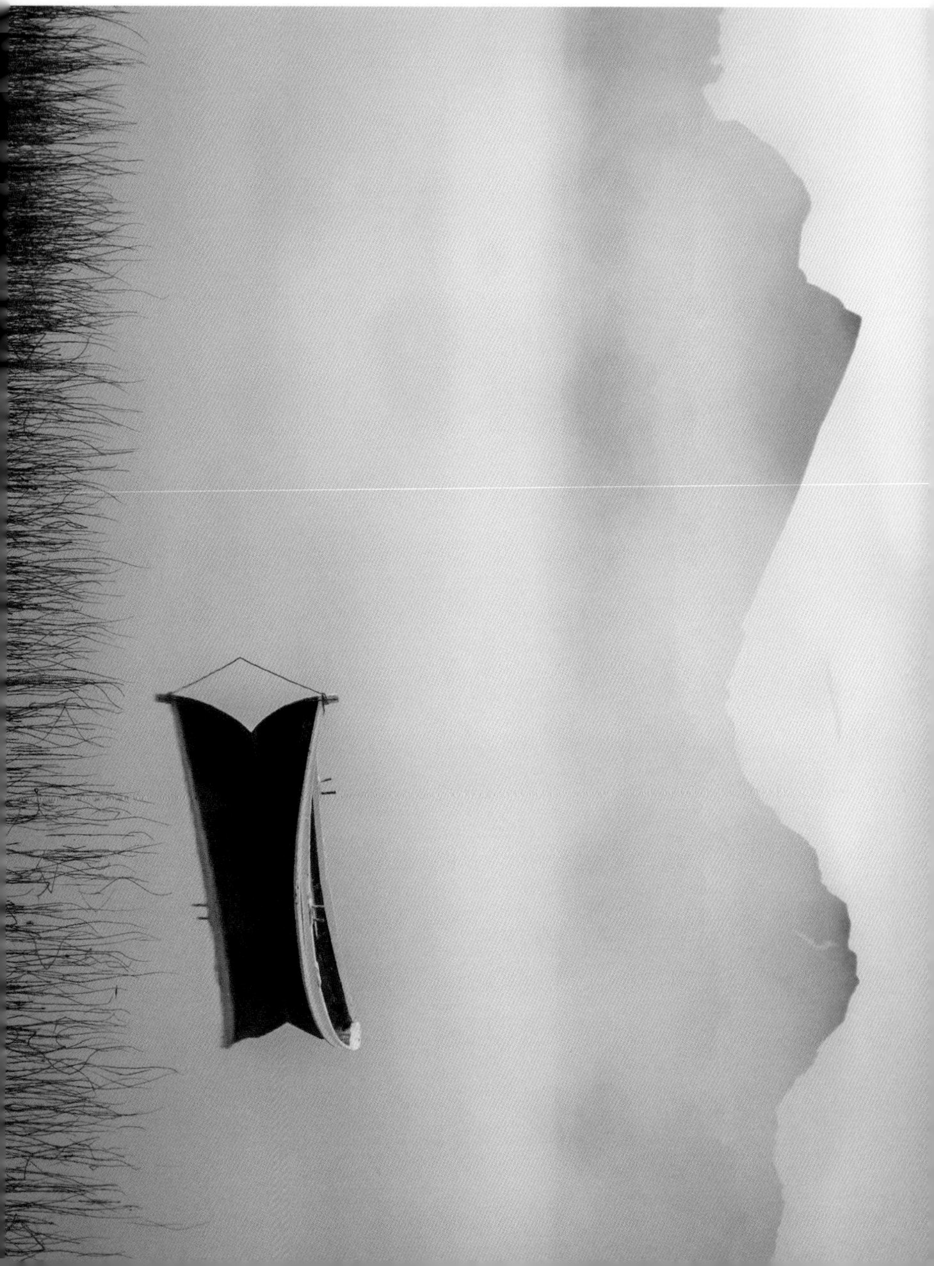

その瞬間、わたしたちはまちがいなく無限の存在だった。

――スティーブン・チョボスキー『ウォールフラワー』

Relaxing note

今日は、どんな一日でしたか?

Date　/　/

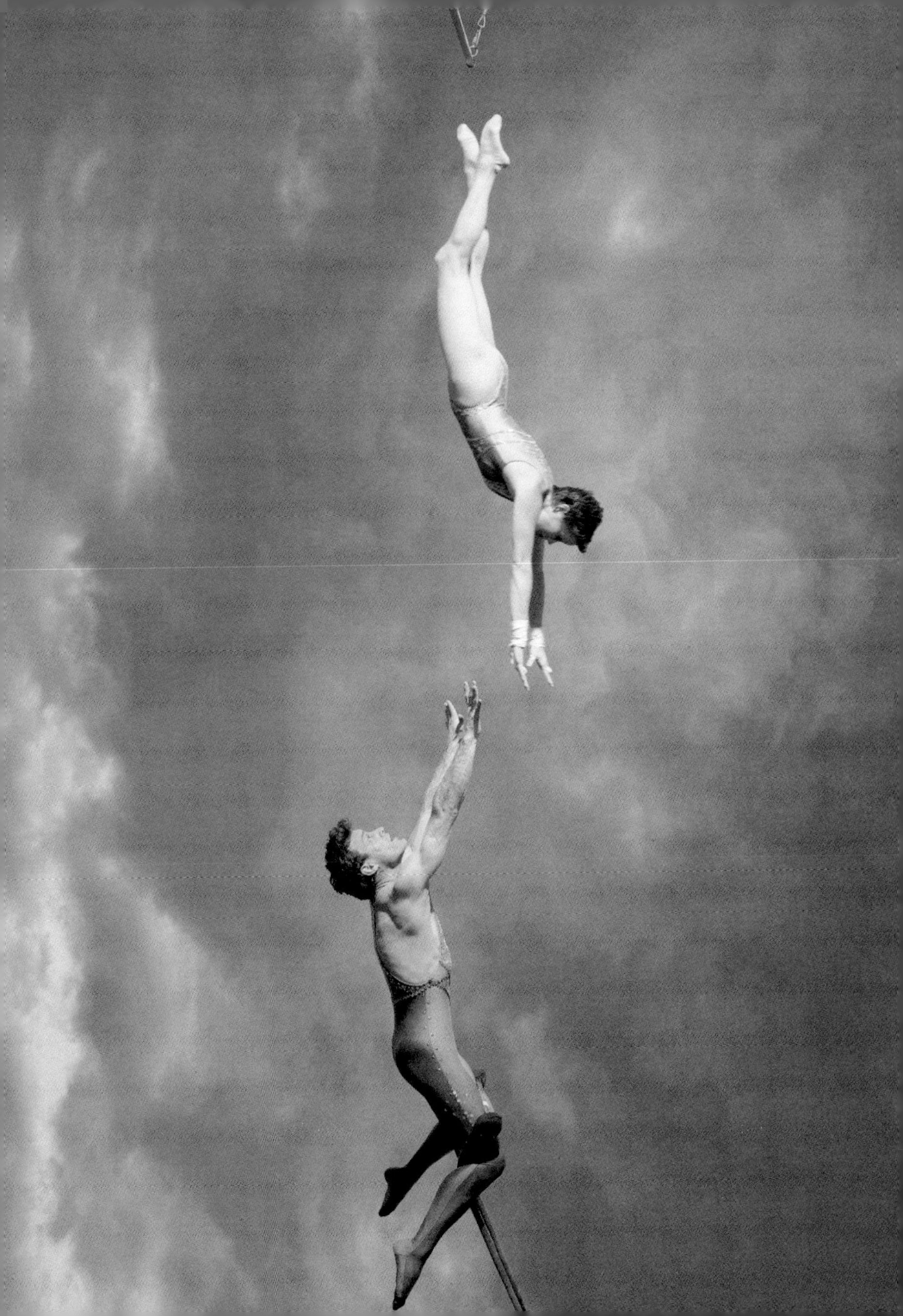

これまで幾度《いくど》、
奇妙な屋根の上に横たわって雨に打たれながら、
故郷に思いをはせてきたことか。

——ウィリアム・フォークナー（作家）

Relaxing note

今日は、どんな一日でしたか?

Date　／　／

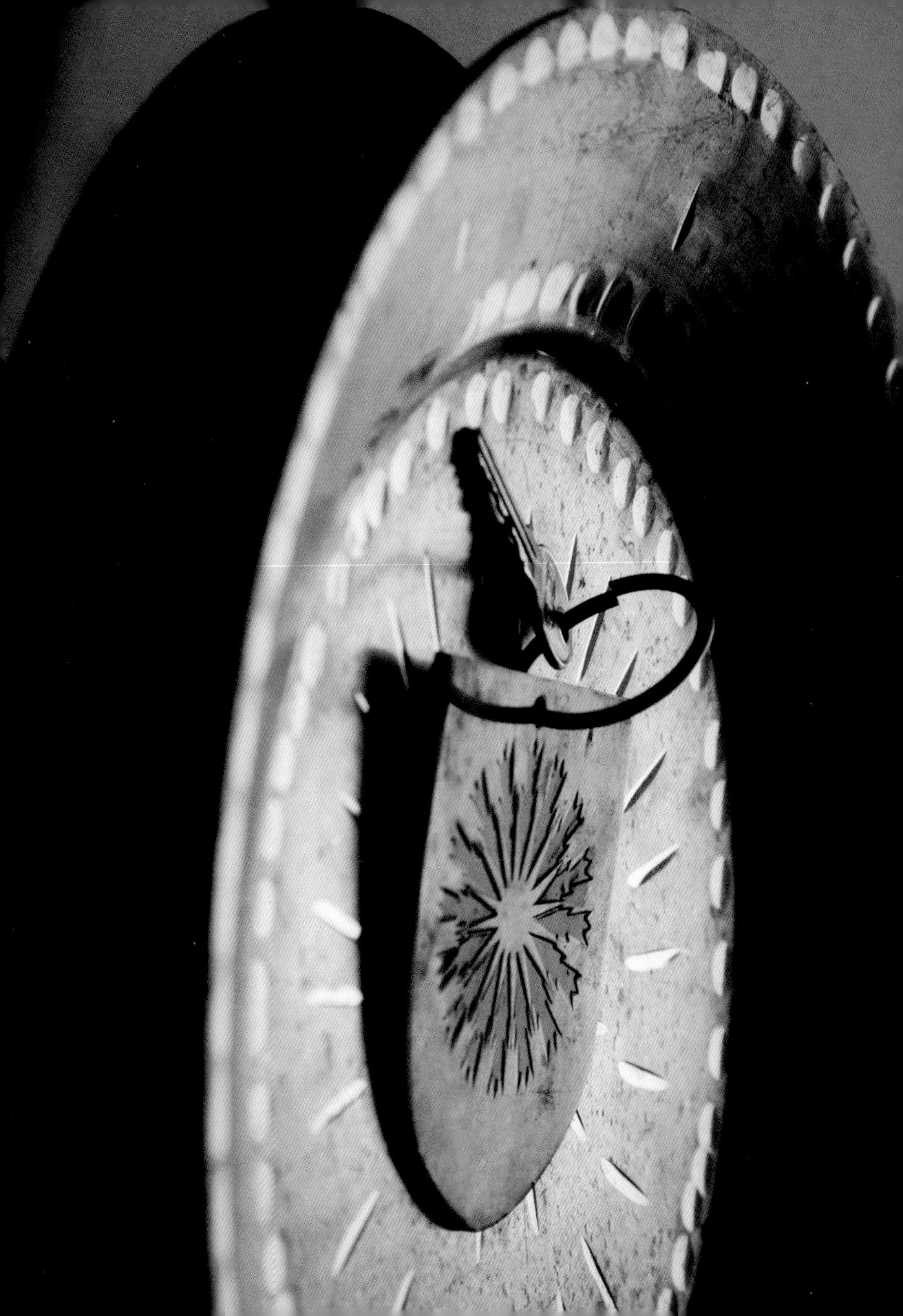

夏の太陽というのは、
僕のような少年にはふさわしくなかった。
僕は雨のものだったのだ。

——ベンジャミン・アリレ・サエンス『アリストテレスとダンテ　宇宙の神秘を解き明かす』

Relaxing note

今日は、どんな一日でしたか?

Date　/　/

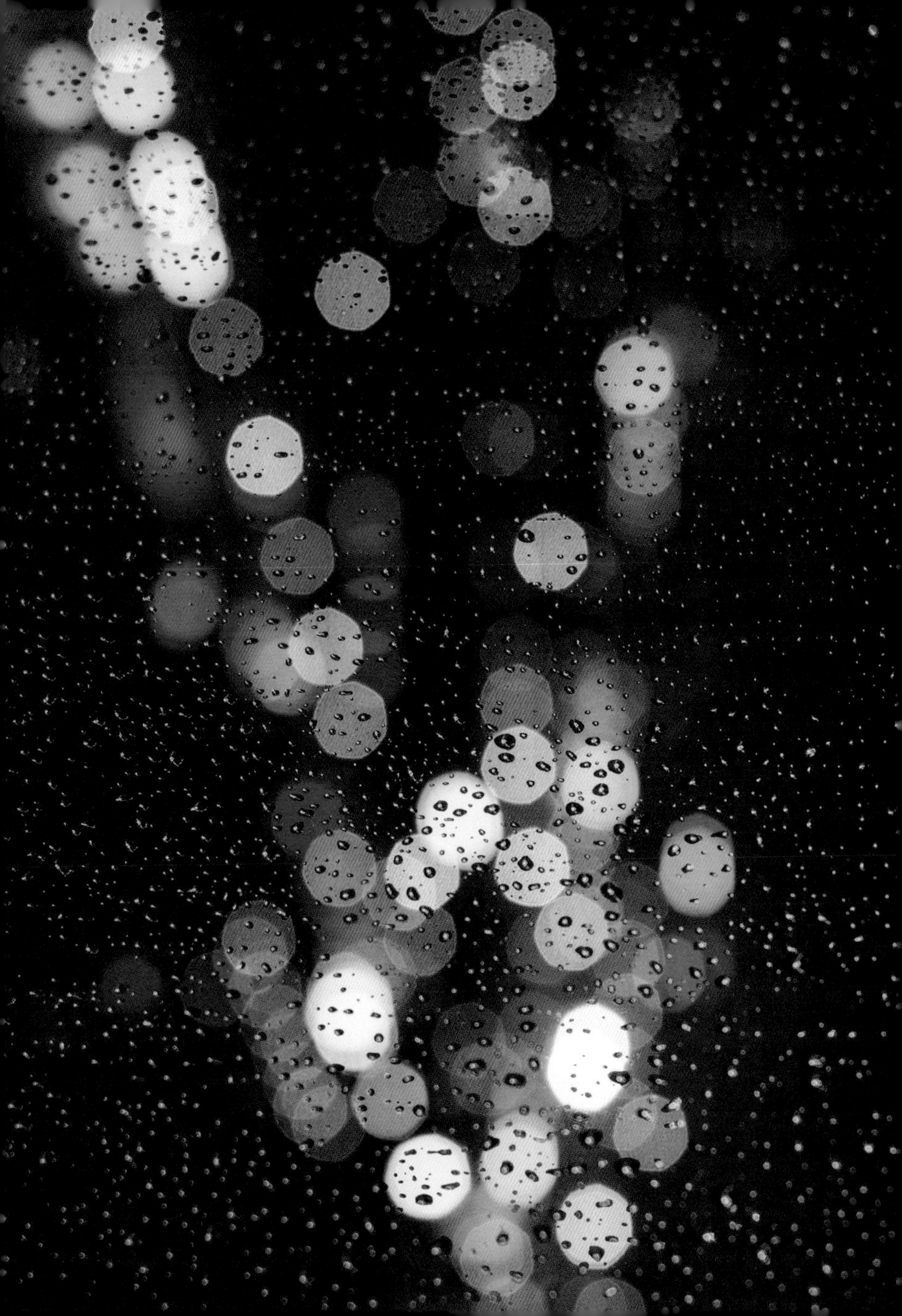

美は生まれるものではなく、もともと存在するもの。

——エミリ・ディキンソン『愛と孤独と』

Relaxing note

今日は、どんな一日でしたか?

Date　/　/

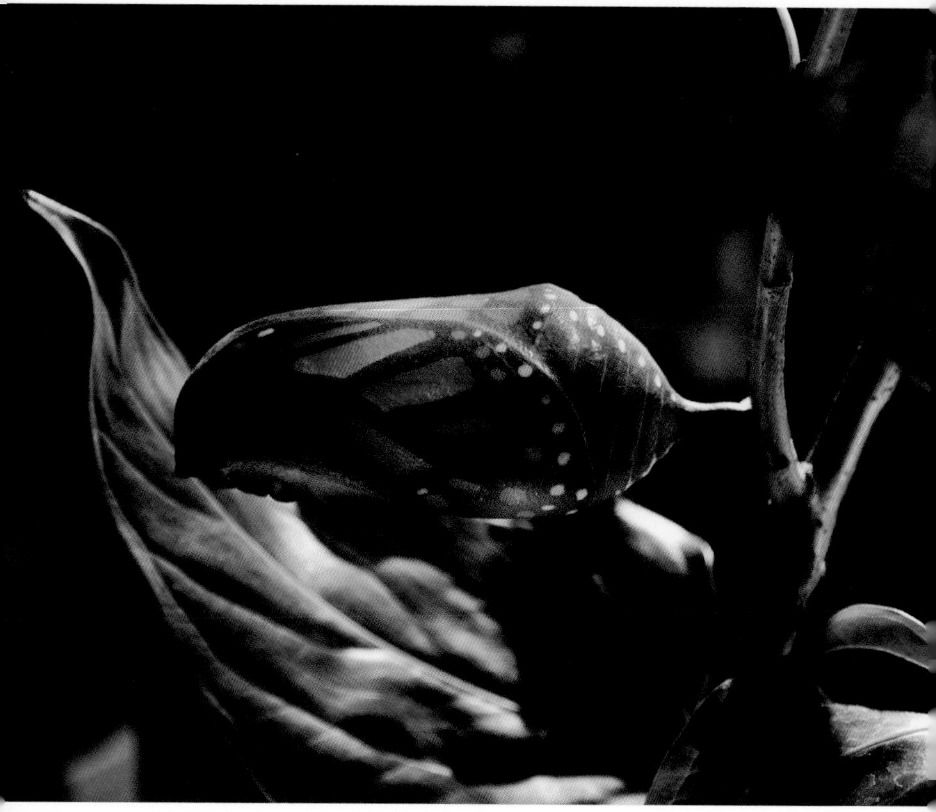

雪だってうまく積もってくれるかもしれない。

——村上春樹『アフターダーク』

Relaxing note

今日は、どんな一日でしたか?

Date　/　/

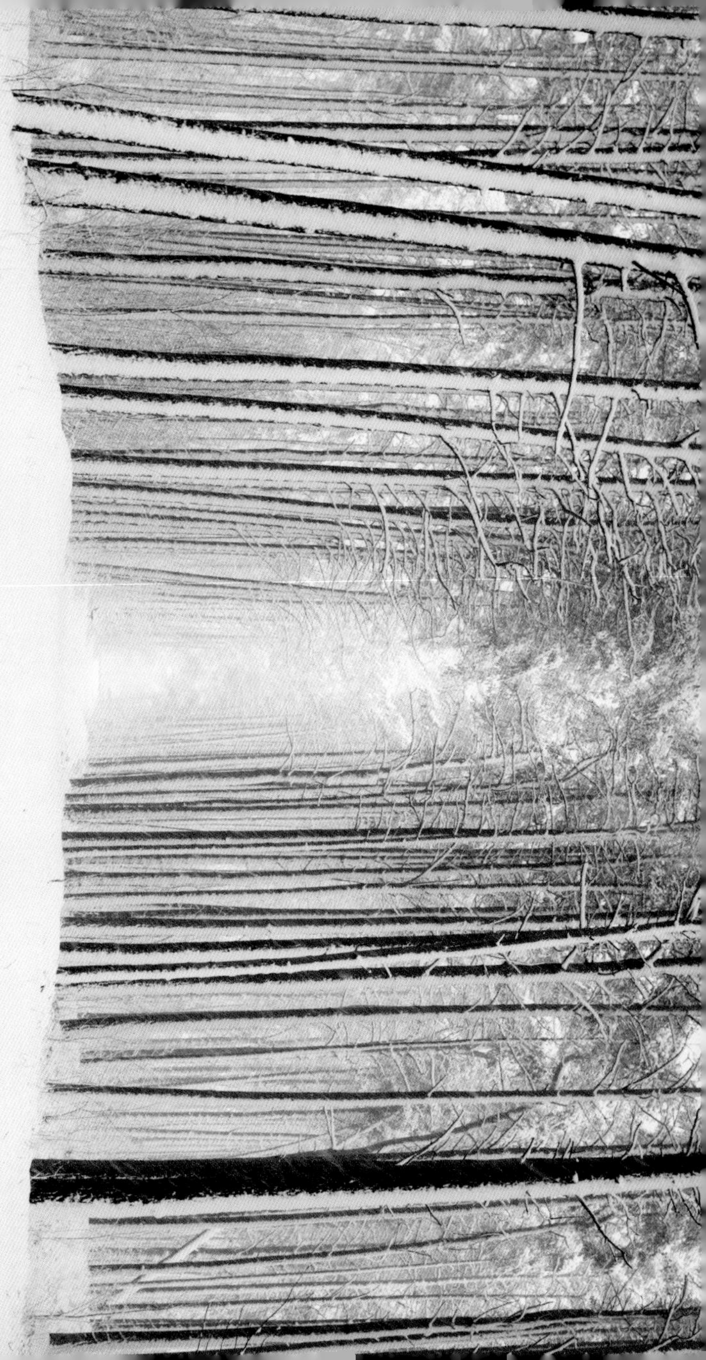

こうして宇宙のすべてが協力して

ぼくを君に会わせてくれた。

だからぼくは君を愛している。

——パウロ・コエーリョ『アルケミスト　夢を旅した少年』

Relaxing note

今日は、どんな一日でしたか?

Date　/　/

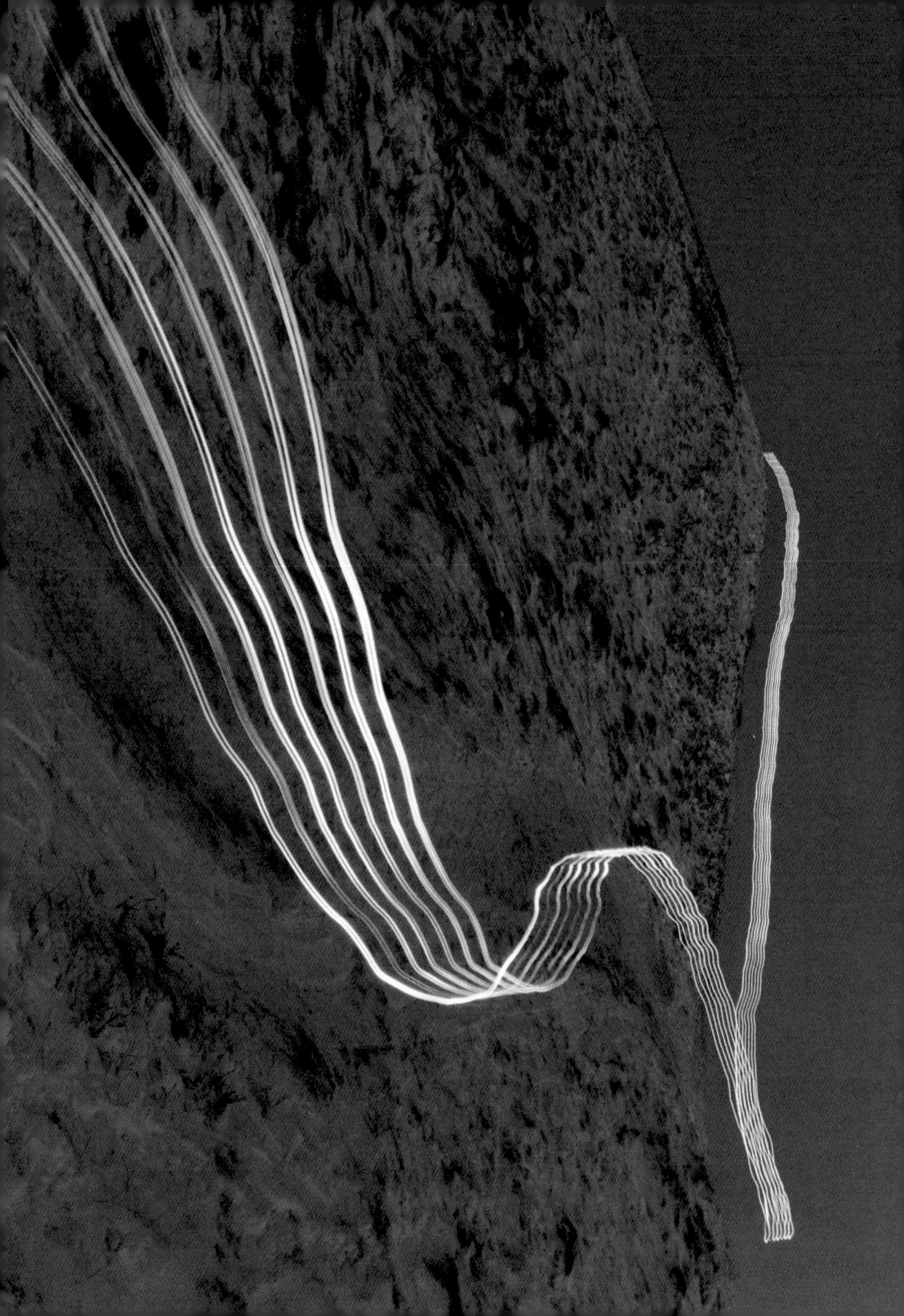

あたしはこう思いますわ……十人《じゅうにん》十《と》色《いろ》というからには、
心の数だけ恋の種類もあっていいんじゃないかしら。

――レフ・トルストイ『アンナ・カレーニナ』

Relaxing note

今日は、どんな一日でしたか?

Date　／　／

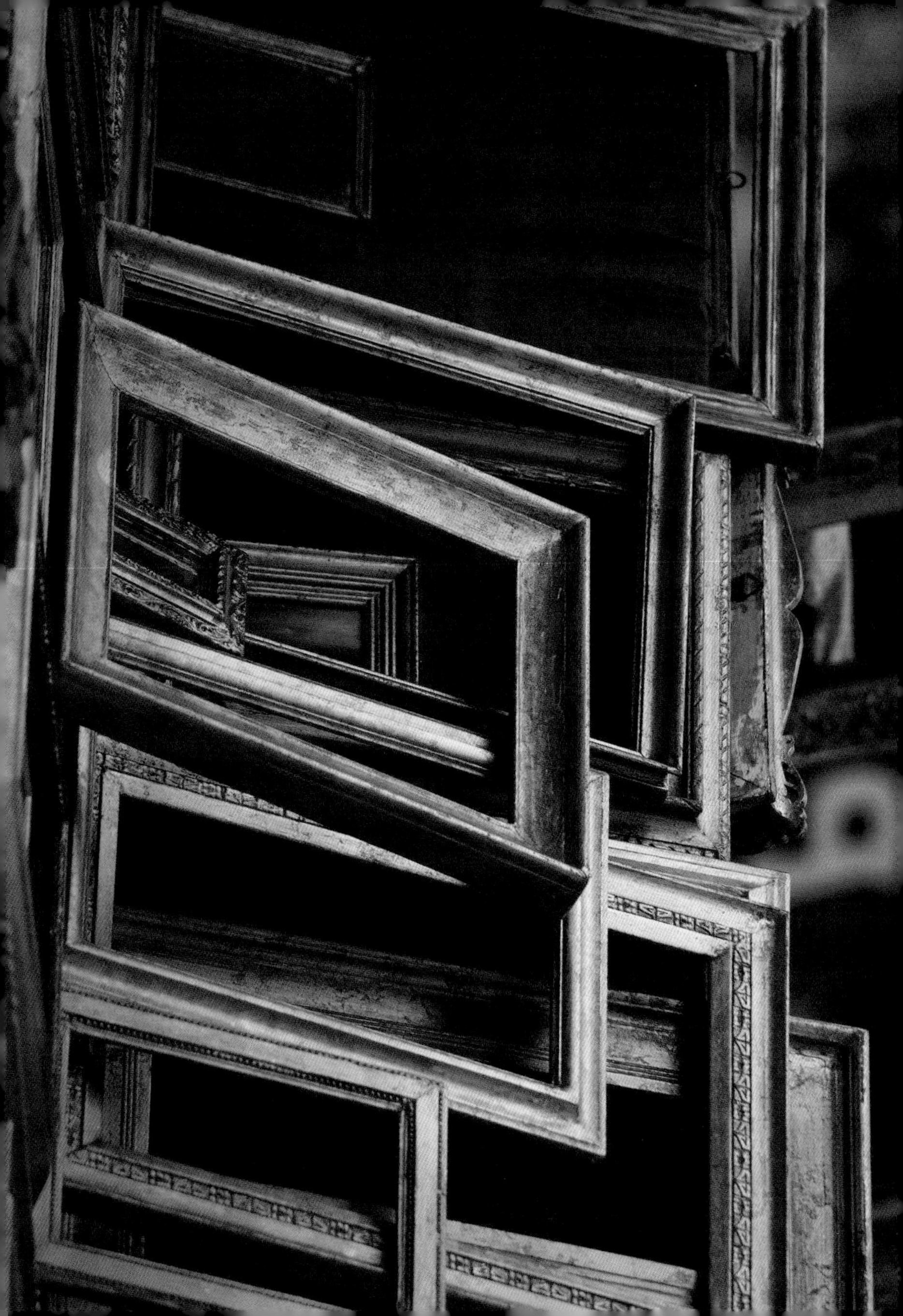

彼は、流れ星をさがし求めて妖精《ようせい》国に入っていこうとしていた。

——ニール・ゲイマン『スターダスト』

Relaxing note

今日は、どんな一日でしたか?

Date　/　/

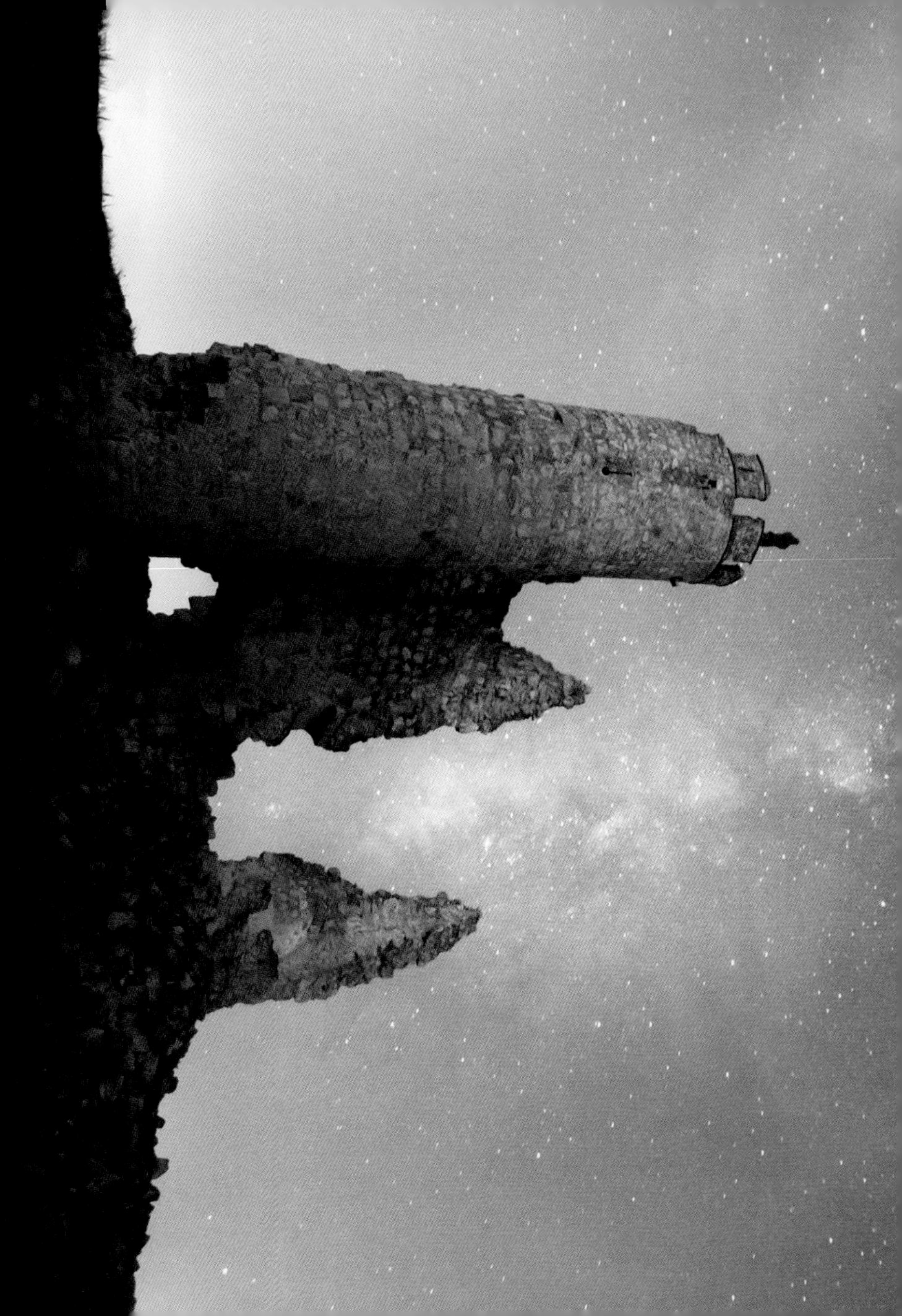

私は、森や波の音に、
ほかの人間たちには聞こえない言葉を聞き取ろうとし、
それらの調《しら》べが告《つ》げるものを聞き逃すまいと耳を澄《す》ませた。

——ギュスターヴ・フローベール『十一月』

Relaxing note

今日は、どんな一日でしたか?

Date　/　/

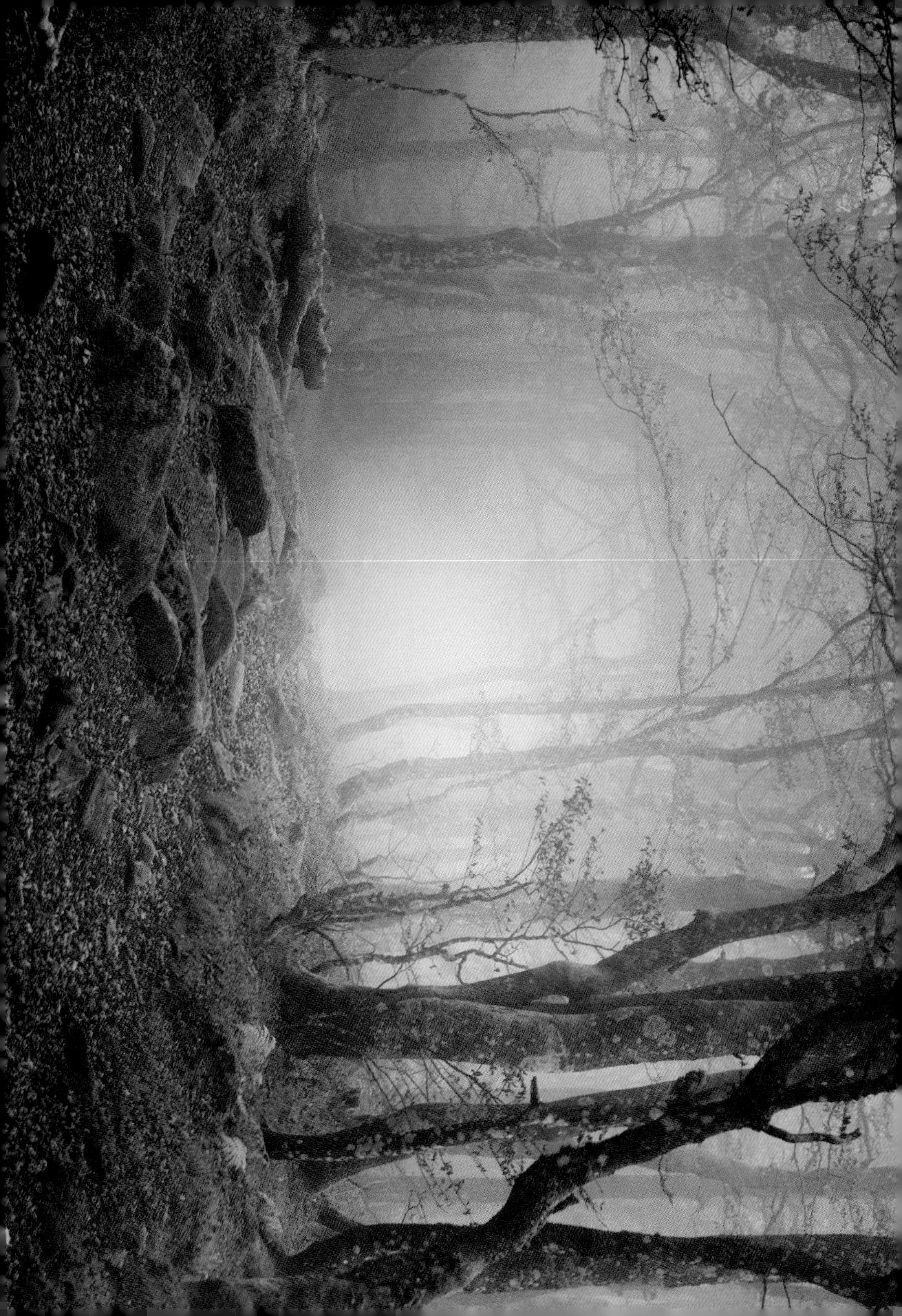

ぼくは君を愛している。

人が、なにかほの暗いものに惹かれることがあるように、

影と魂の間で、ひそかに愛している。

——パブロ・ネルーダ『百の愛のソネット』

Relaxing note

今日は、どんな一日でしたか?

Date　/　/

chapter 4

不思議の世界へ

想像力は、知識より大切だ。
知識には限界がある。
だが、想像力は全世界を抱え込み、
進歩を促し、進化を生む。

アルベルト・アインシュタイン（科学者）

世の中で、

いちばんすばらしく、

いちばん力強いものは、なんだろう？

それは誰の目にも見えないものだ。

——チャールズ・キングズリー『水の子どもたち』

Relaxing note

今日は、どんな一日でしたか?

Date　/　/

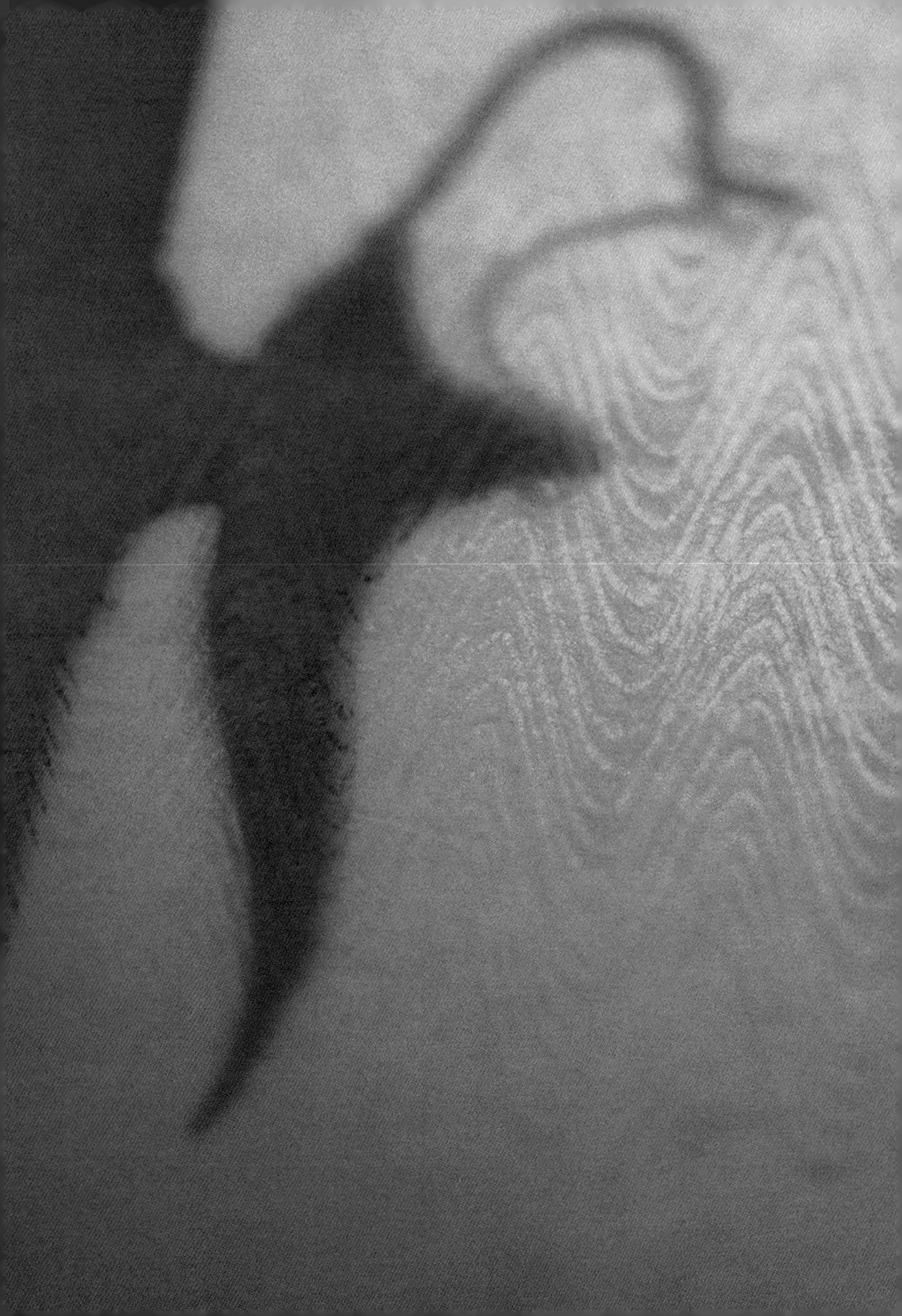

わたしたち作家はそういう場所を、記憶という砂で築きます。
この砂の城は自分の過去の記憶であり、
わたしたちは想像力を自由に働かせて、
その記憶を目に見える形にするのです。

——アン・ラモット『ひとつずつ、ひとつずつ——書くことで人は癒される』

Relaxing note

今日は、どんな一日でしたか?

Date　　/　　/

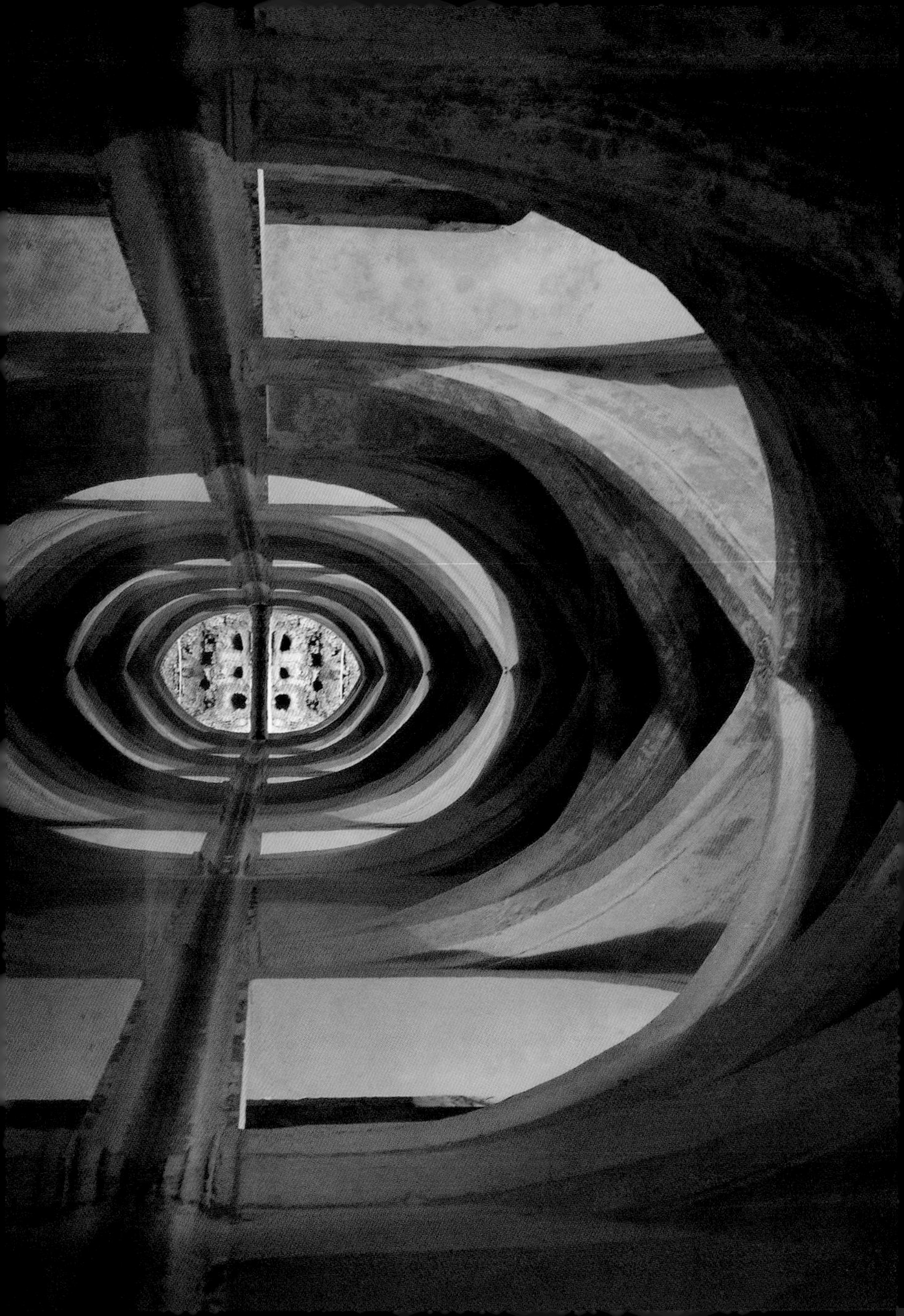

初めて俺は何かを切実に欲している
——森の神様によって杉の木に変えてもらいたい。
最古の島民によると、
森の神様が木を数《かぞ》えに来る夜に 森の奥に居合わせると、
神様はこちらも勘定《かんじょう》に入れて木に変えてしまうらしい。

——デイヴィッド・ミッチェル『ナンバー9ドリーム』

Relaxing note

今日は、どんな一日でしたか?

Date　/　/

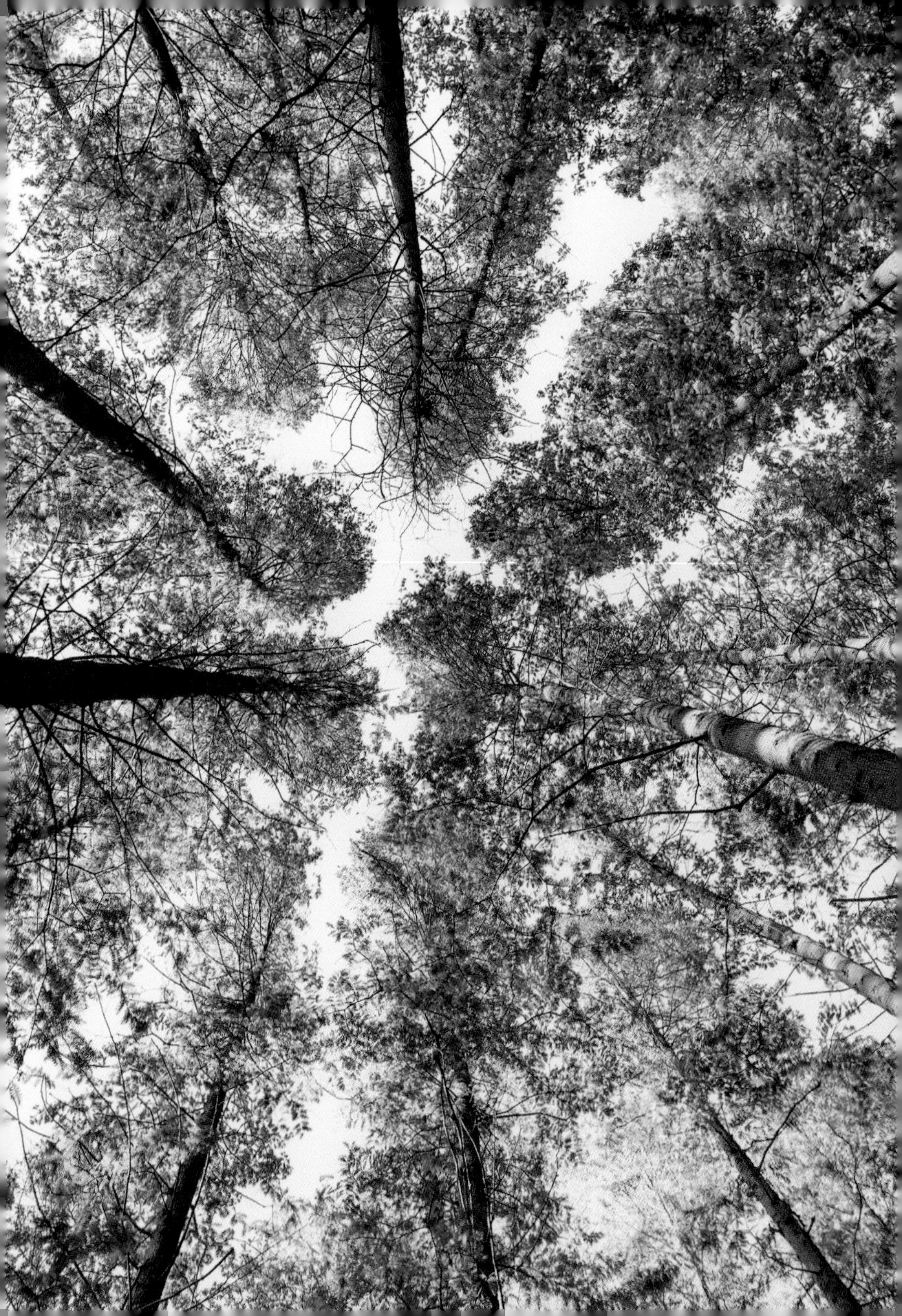

彼女に必要な冒険は“秘密”よ。

秘密は安全だし、人をちがったものにするのにとても役立つのよ。

人の内側を変えるのね。

——E・L・カニングズバーグ『クローディアの秘密』

Relaxing note

今日は、どんな一日でしたか?

Date　/　/

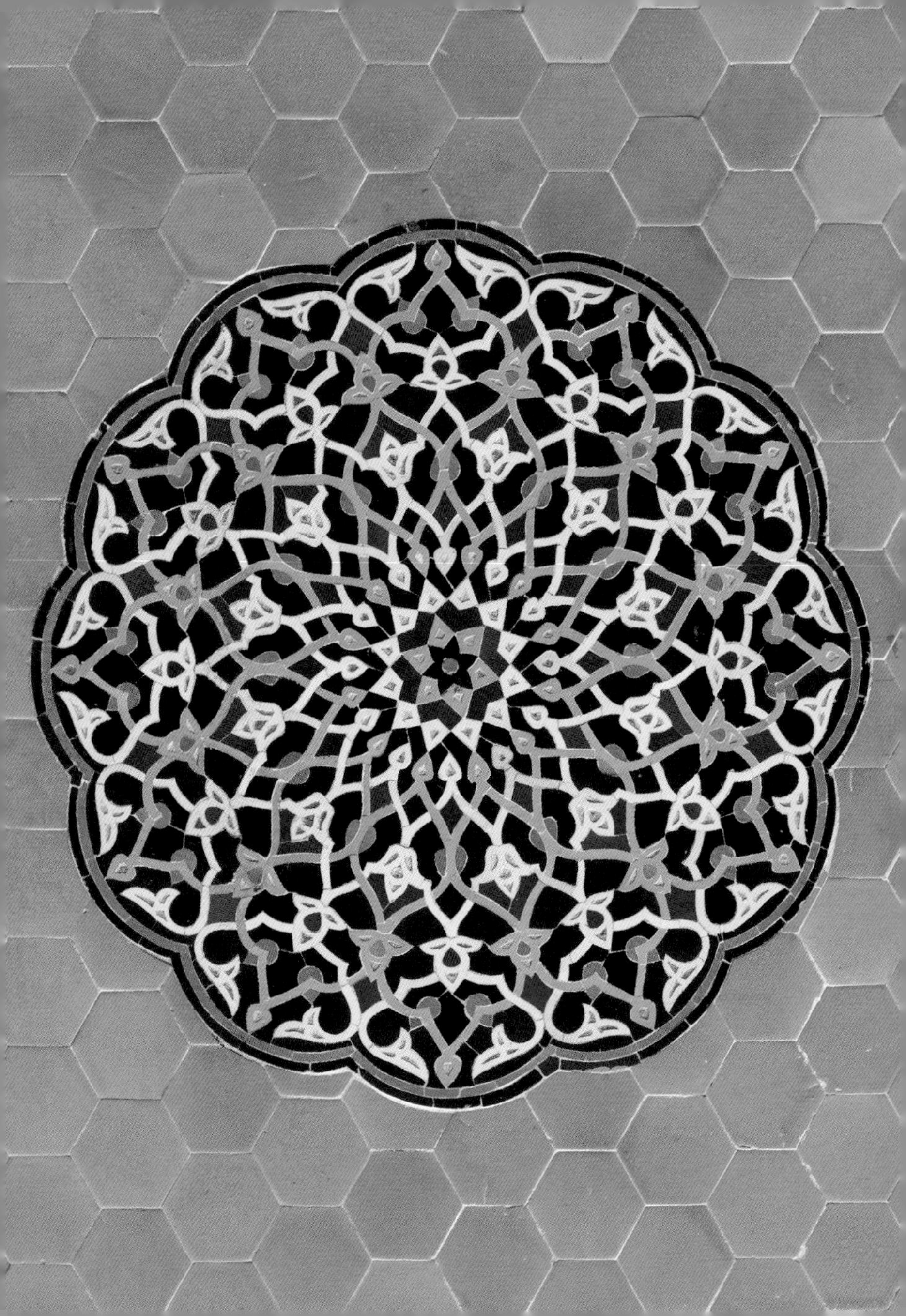

私たちは驚異の大宇宙に生まれた奇跡的な存在だ。

——レイ・ブラッドベリ（SF作家）

Relaxing note

今日は、どんな一日でしたか?

Date　　/　　/

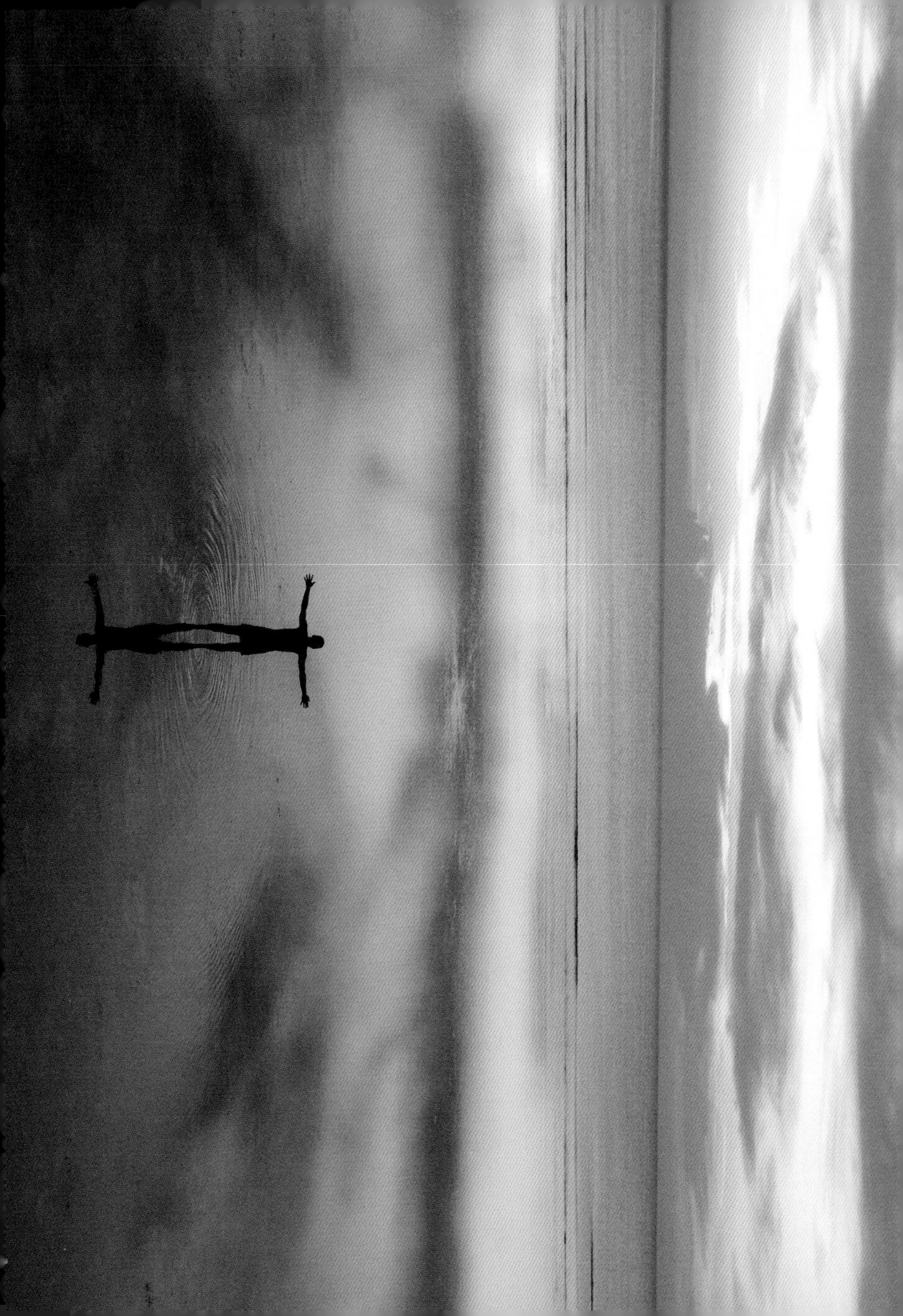

始まりも不可解なら終わりも不可解、
しかしその間には何と野性的で美しい風景が広がっていることか。

——ダイアン・アッカーマン『感覚の博物誌』

Relaxing note

今日は、どんな一日でしたか?

Date　/　/

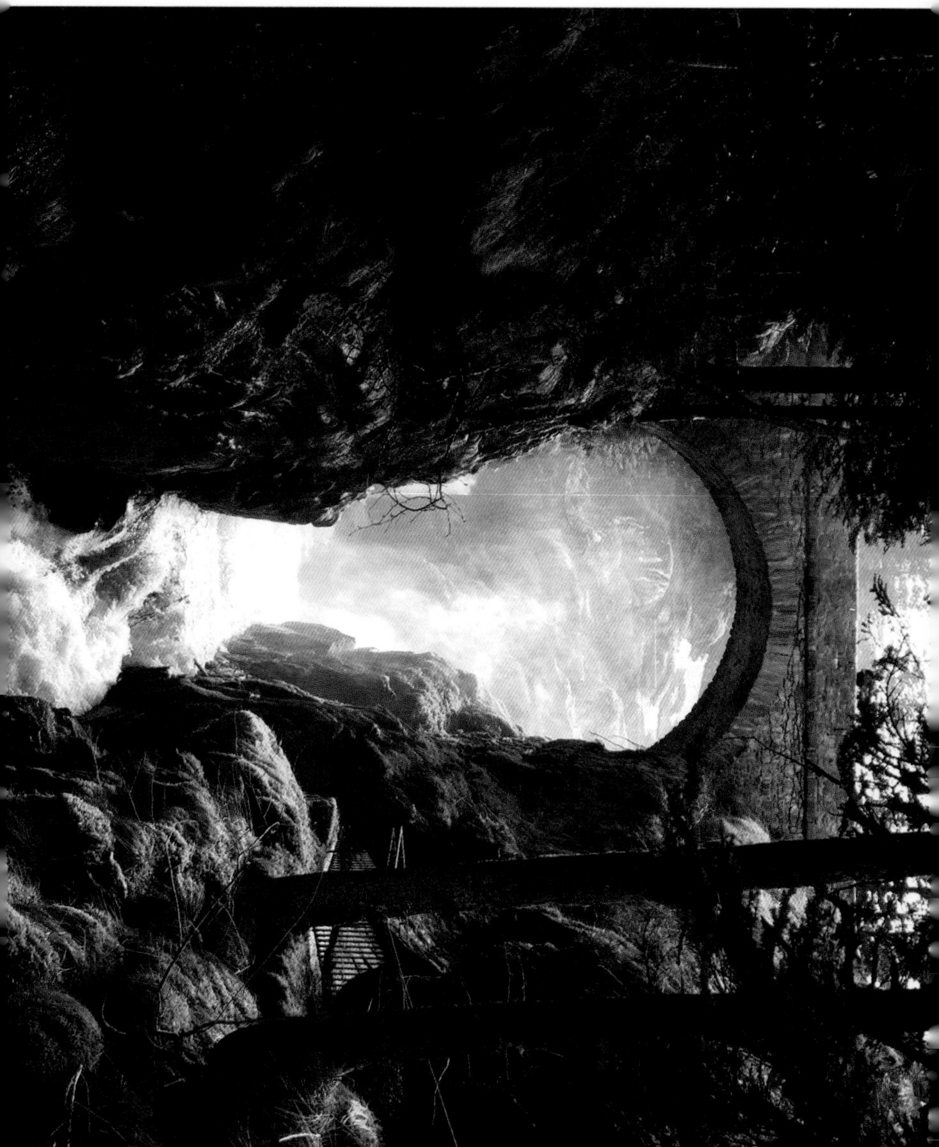

ウサギの穴は、しばらくのあいだトンネルのようにまっすぐ進んでいて、
それから急にすとーんと下がっていました。
あんまり急だったので、気をつけようと思う間もなく、
気がついたときにはもう落っこちていました。
——とても深い井戸みたいなところを、ひゅーんと下へ。

——ルイス・キャロル『不思議の国のアリス』

Relaxing note

今日は、どんな一日でしたか?

Date　／　／

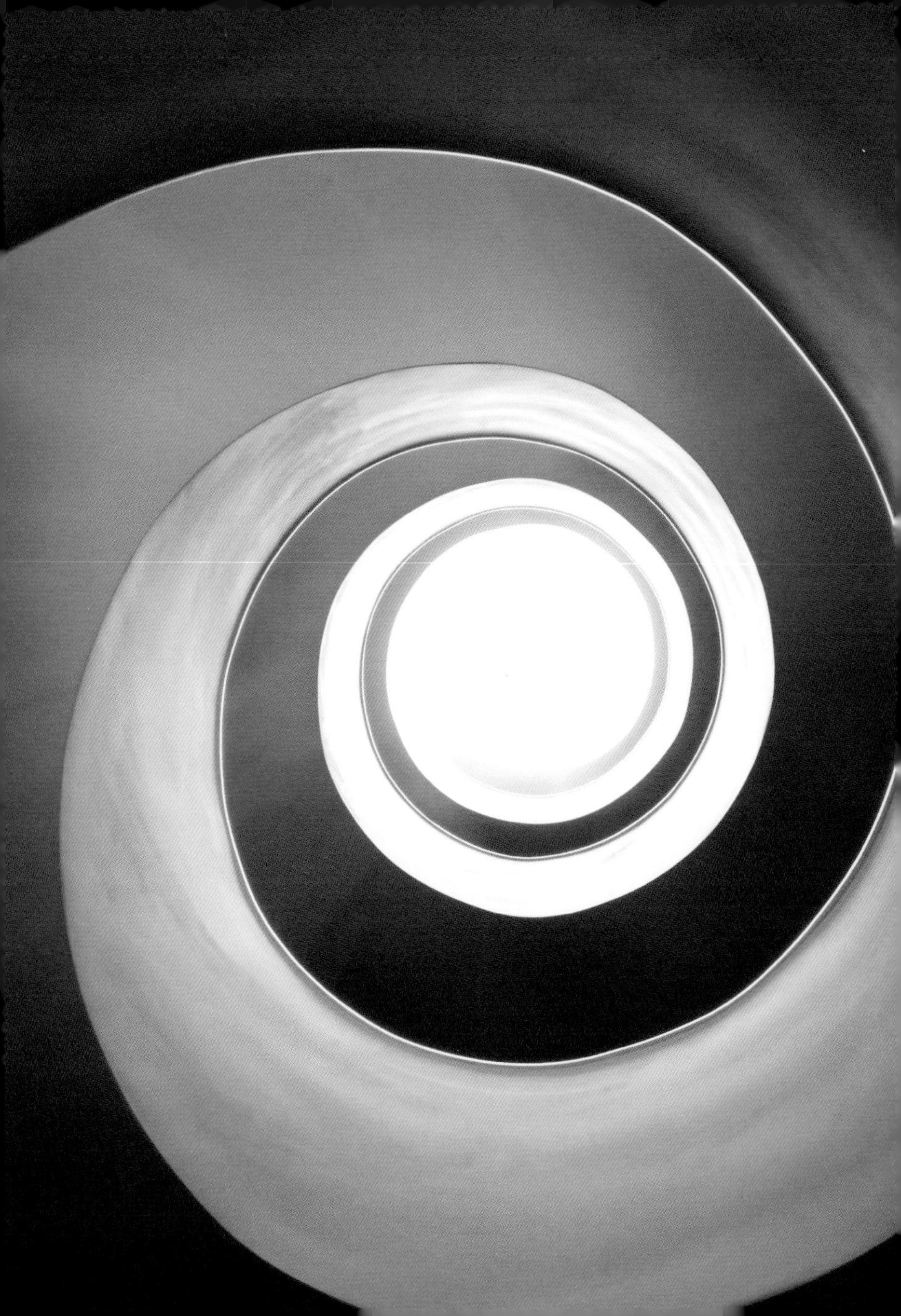

「それに」ボヴァリー夫人は言った。

「こんなふうにお思いになることはありません？

あの果てしない海の中なら、

心はもっと自由に動きまわるのではないか、と。

海をじっと眺めることで魂が高まり、

“無限”や“理想”といった考えが頭に浮かんでくるのではないか、と」

——ギュスターヴ・フローベール『ボヴァリー夫人』

Relaxing note

今日は、どんな一日でしたか?

Date　／　／

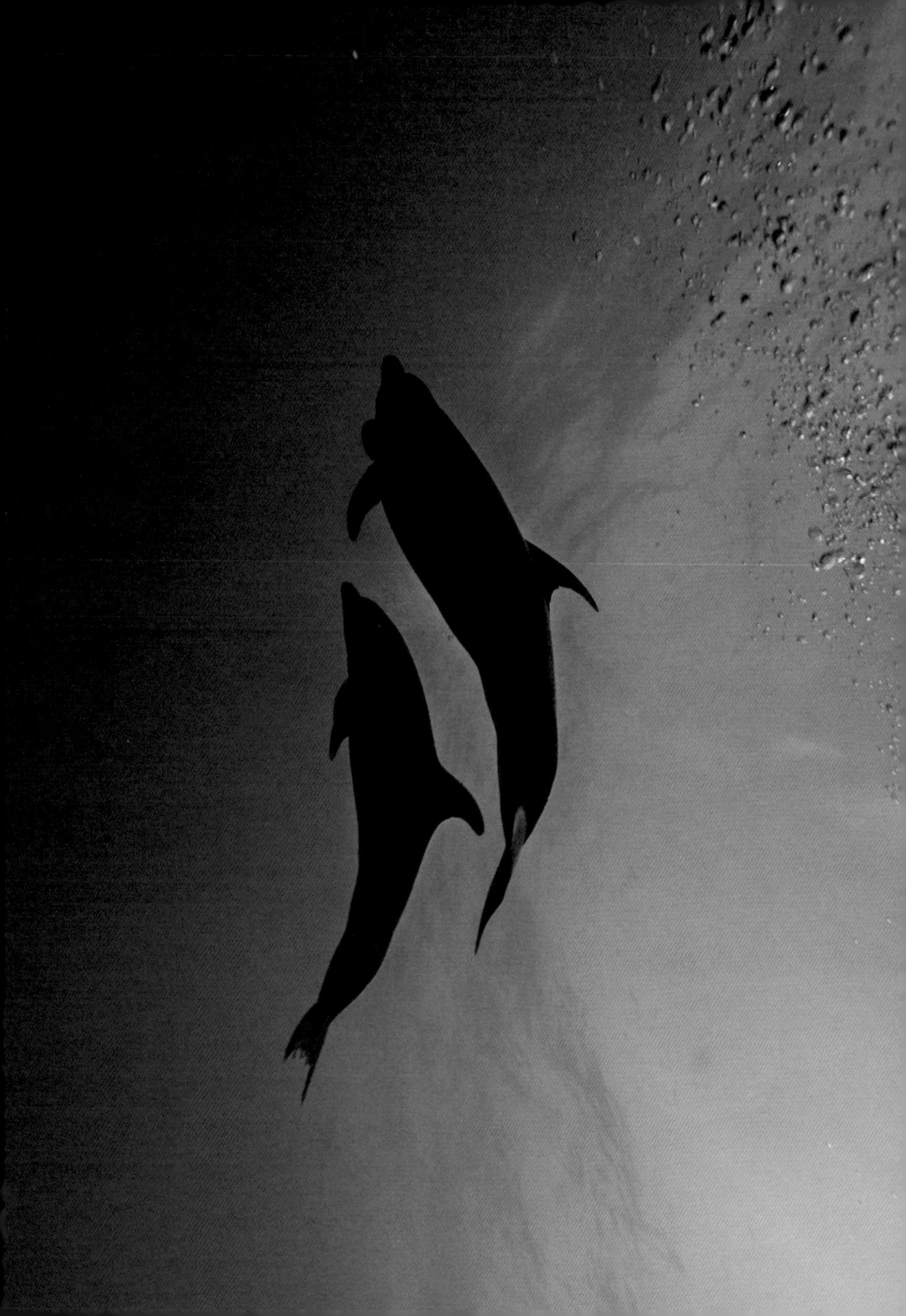

次元は確固として四つある。

われわれのいる空間は、上下、左右、前後と、三つの方向に広がっている。

これがつまり、空間は三次元であるということの意味だ。

加えてここに、第四の次元、時間がある。

——ハーバード・ジョージ・ウェルズ『タイムマシン』

Relaxing note

今日は、どんな一日でしたか?

Date　/　/

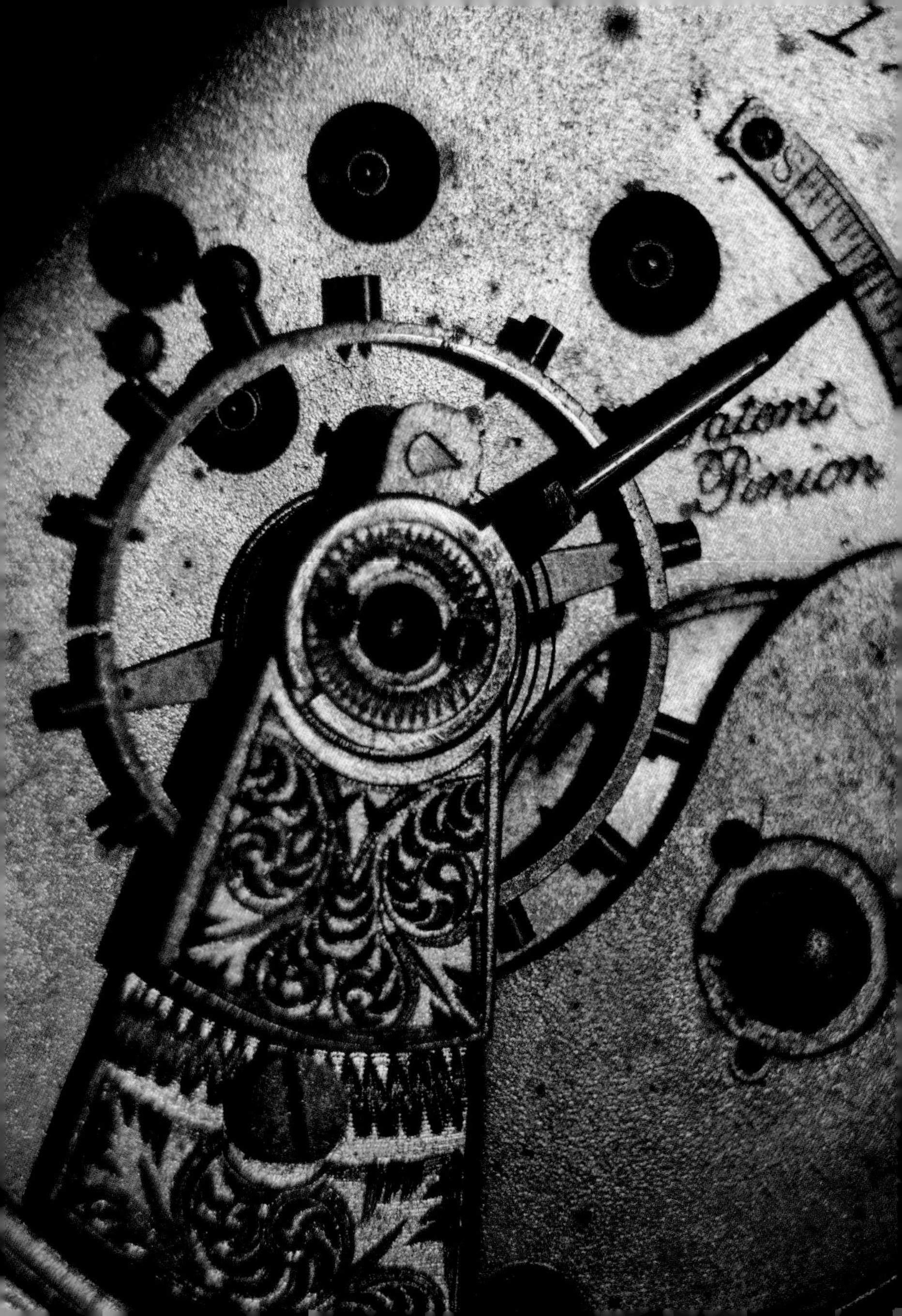
Patent
Pinion

雨の夜だった。それは雨の夜の神話だった。

——ジャック・ケルアック『路上』

Relaxing note

今日は、どんな一日でしたか?

Date　　/　　/

わたしたちの心にはそれぞれの森がある。
踏みこまれたことのない、果てしない森。
だれしも、夜ごとひとりでその森をさまようのだ。

——アーシュラ・K・ル=グウィン『風の十二方位』

Relaxing note

今日は、どんな一日でしたか?

Date　/　/

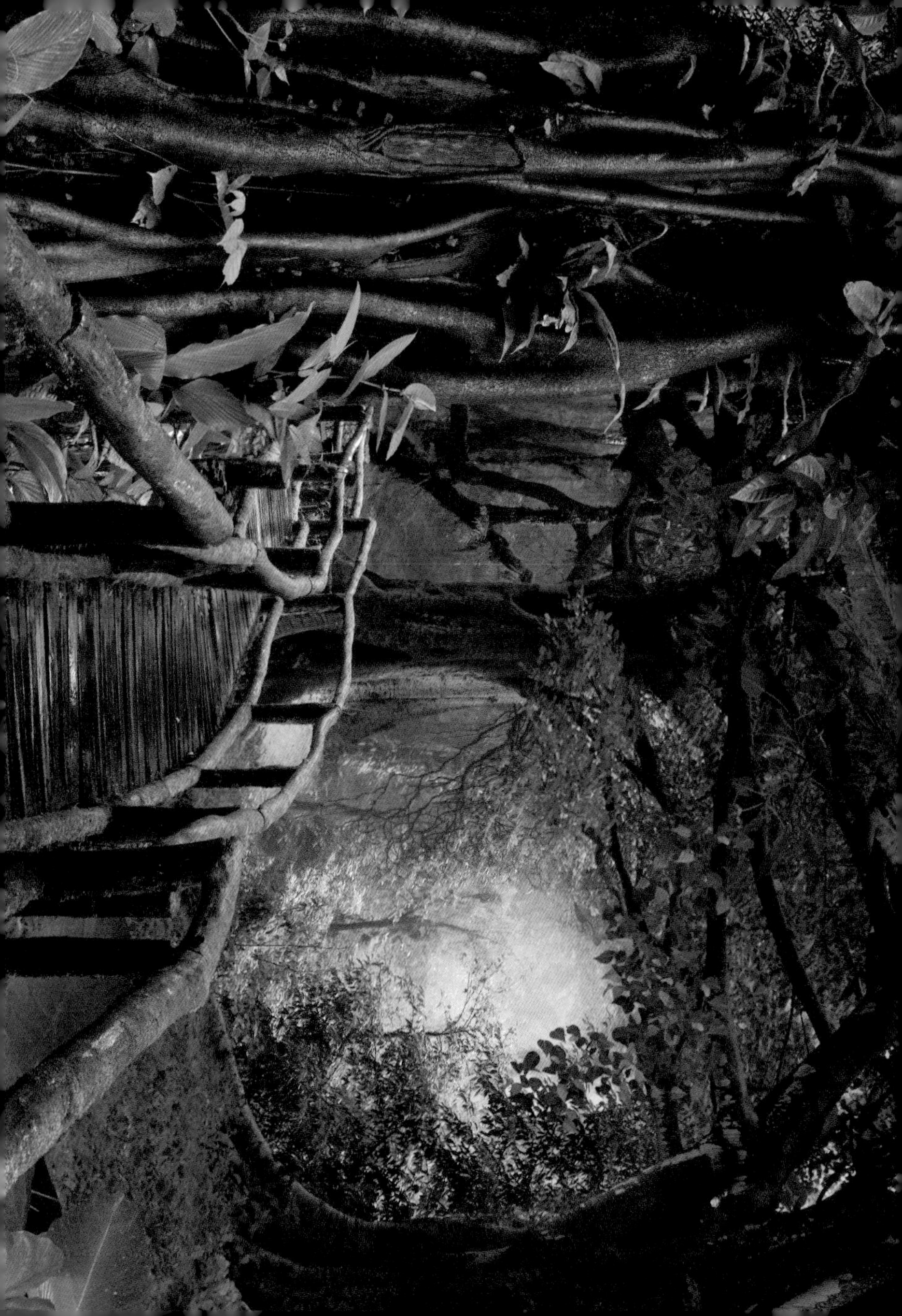

想像力とは見えないものを見る能力である。

——ジョナサン・スウィフト（随筆家）

Relaxing note

今日は、どんな一日でしたか?

Date　　/　　/

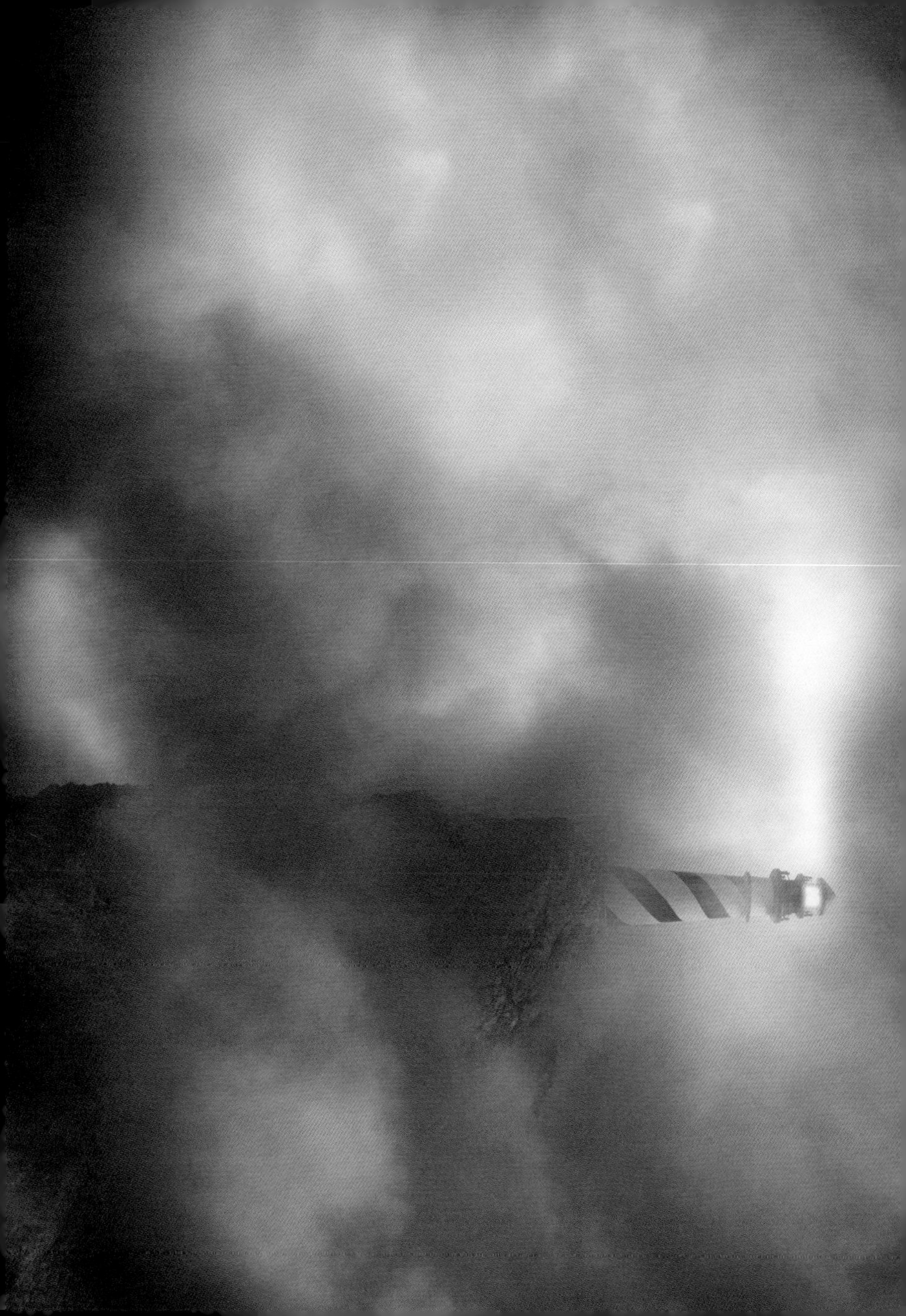

もし感覚が研ぎ澄まされたなら、

万物はありのままの姿で、

「無限」のように見えるだろう。

——ウィリアム・ブレイク（詩人）

Relaxing note

今日は、どんな一日でしたか?

Date　/　/

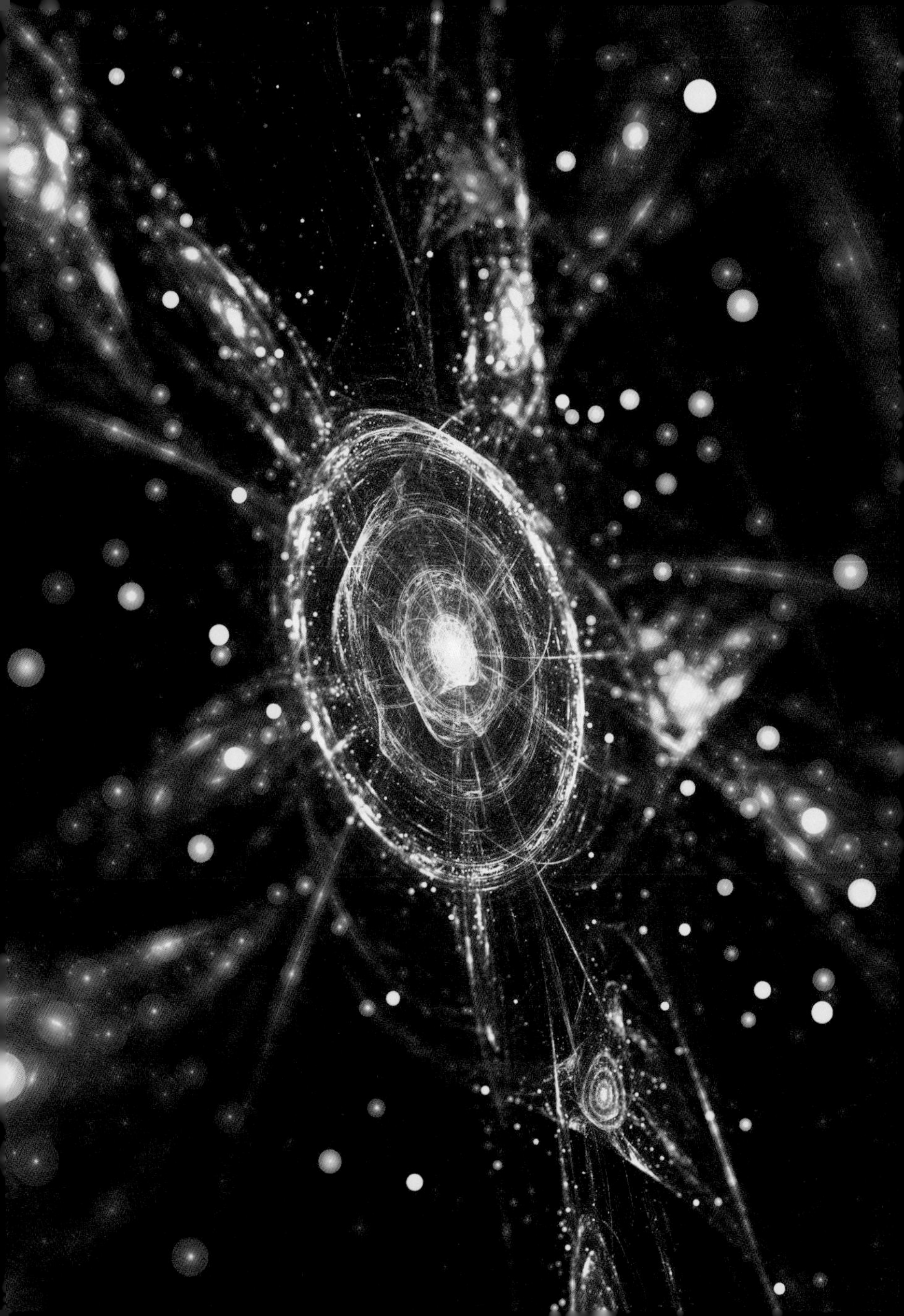

川はいたるところで同時に存在する。

源流にも、河口にも。

滝にも、船着き場にも、早瀬《はやせ》にも。

海の中にも、山の中にも。

いたるところで同時に存在する。

——ヘルマン・ヘッセ『シッダールタ』

Relaxing note

今日は、どんな一日でしたか?

Date　/　/

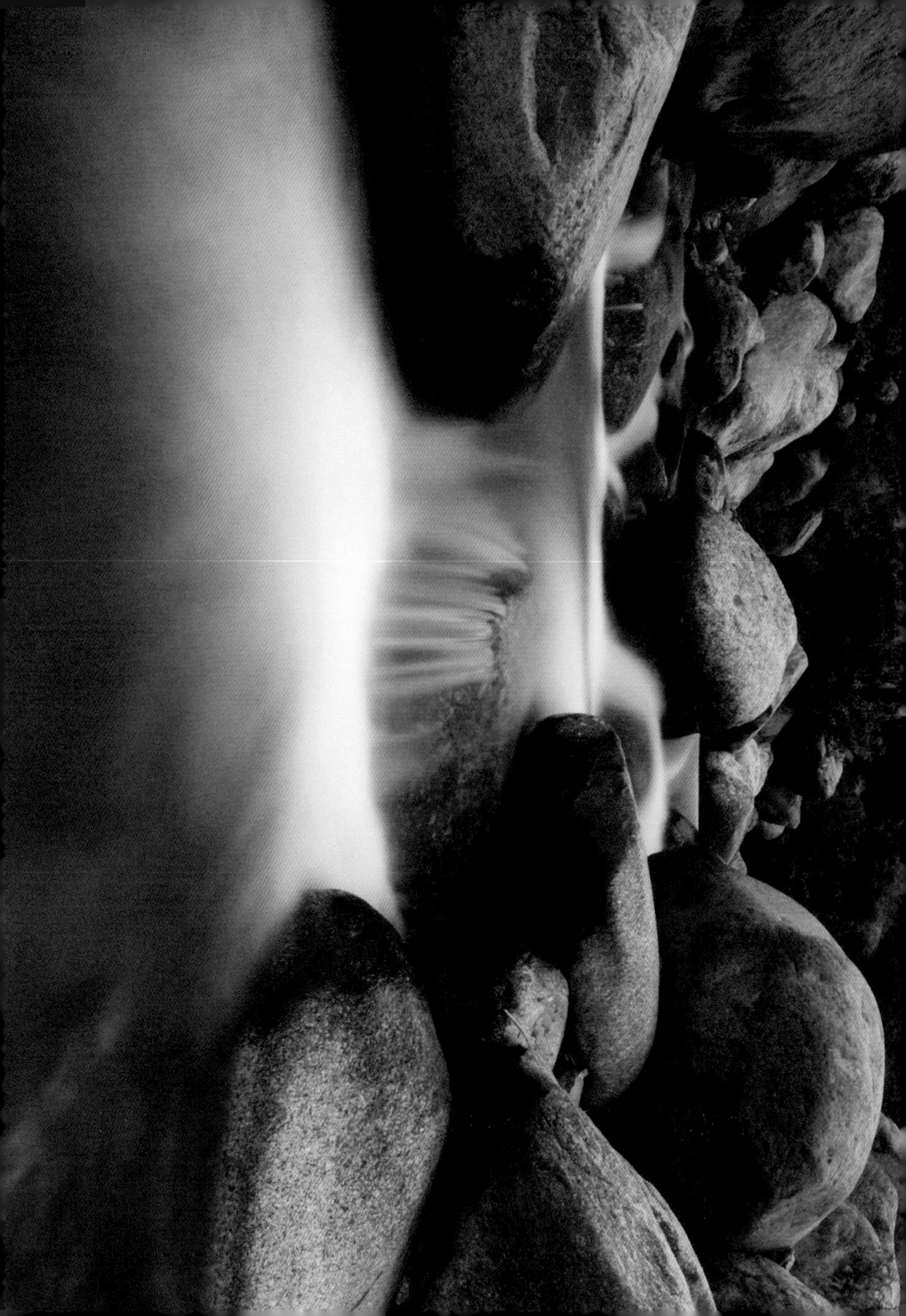

ある六月の真夜中。

わたしは、神秘の月の下に立っていた。

——エドガー・アラン・ポー『眠れる人』

Relaxing note

今日は、どんな一日でしたか?

Date　　/　　/

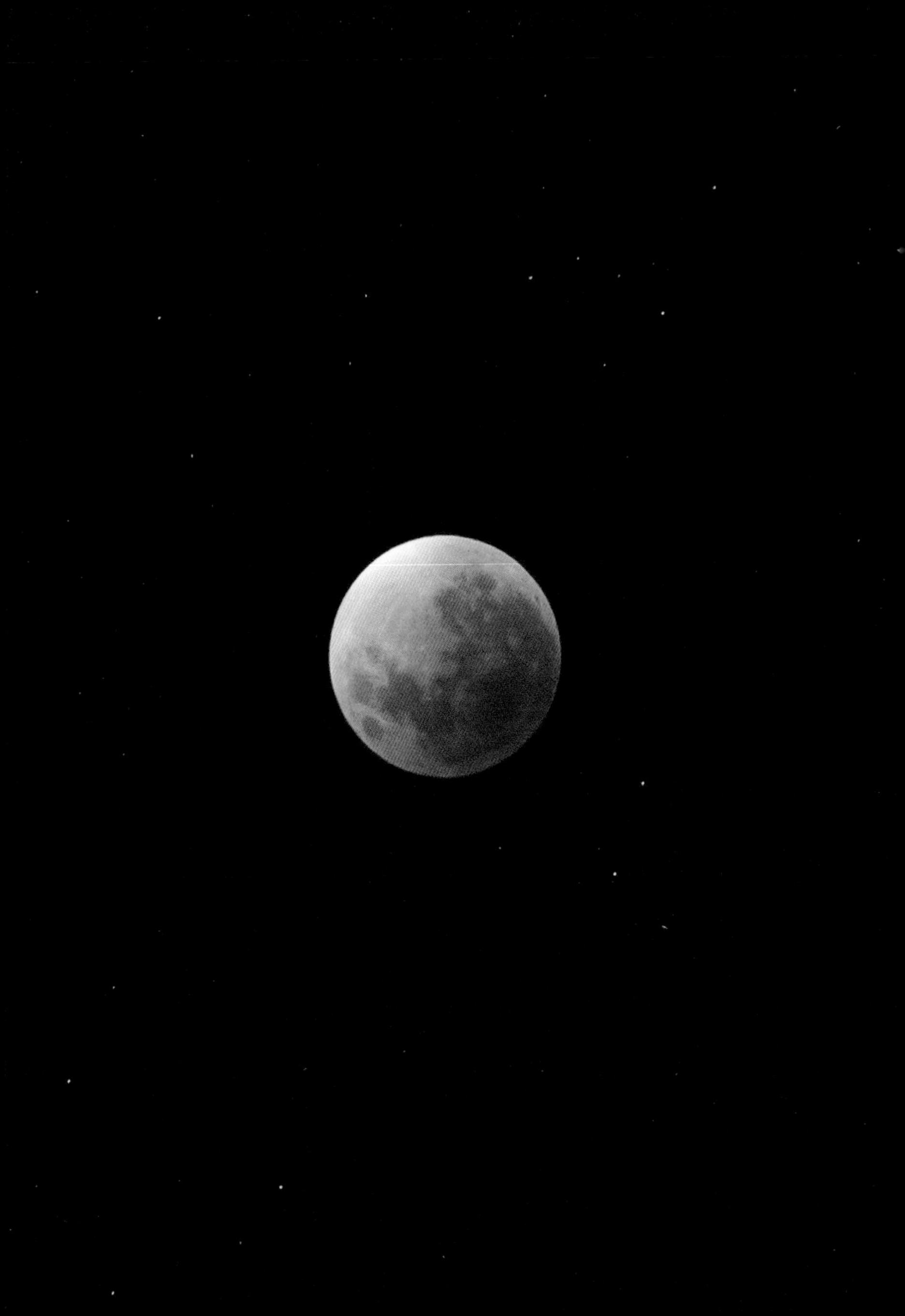

あなた自身の伝説を広げていきなさい。

――ジャラール・ウッディーン・ルーミー（詩人）

Relaxing note

今日は、どんな一日でしたか?

Date　/　/

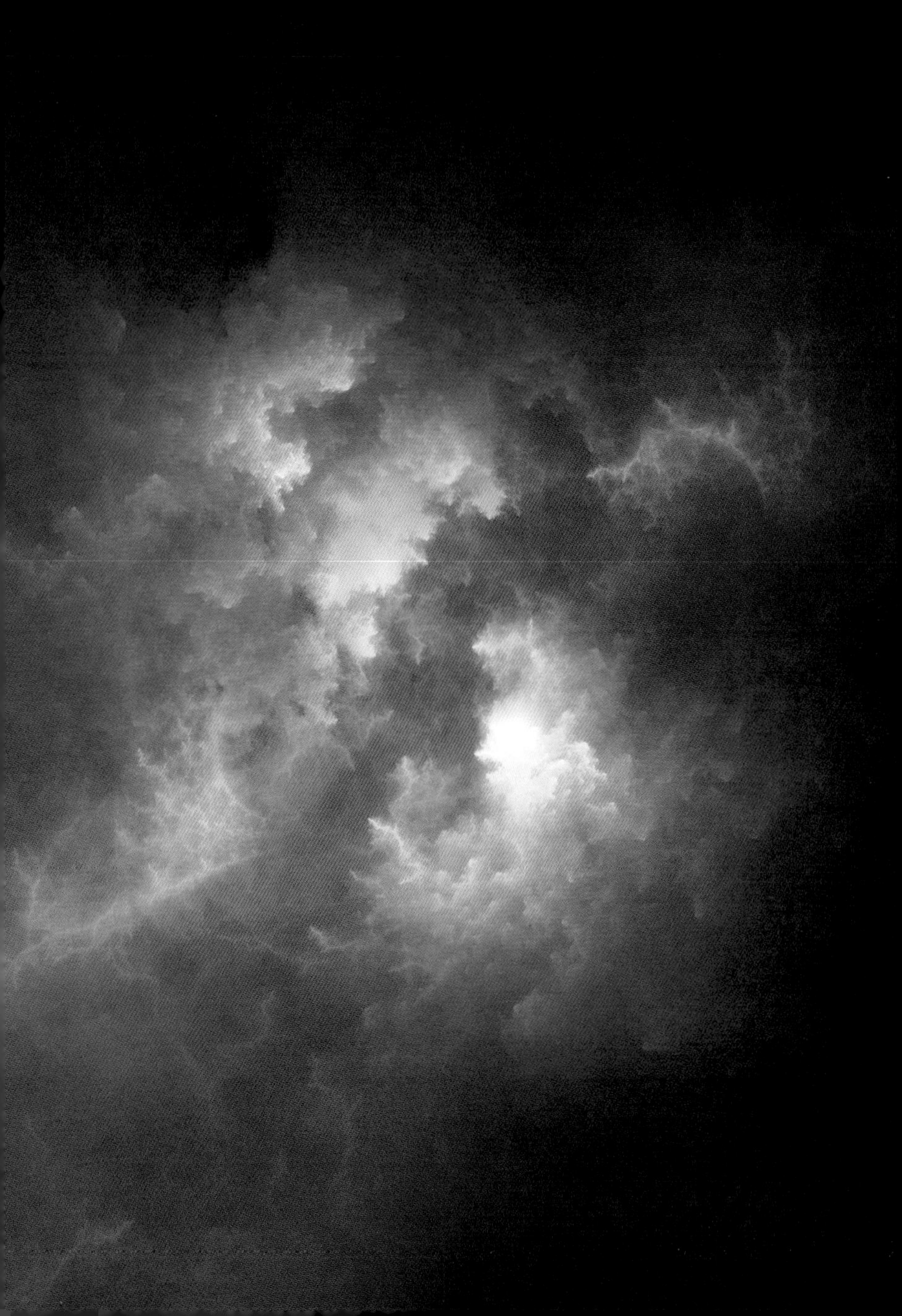

chapter 5

静かなる世界へ

映画ではたいてい、
語らないことのほうが
語ることよりも重要だ。

ヒュー・ジャックマン（俳優）

平和はいつもうつくしい。

——ウォルト・ホイットマン『草の葉』

Relaxing note

今日は、どんな一日でしたか?

Date　/　/

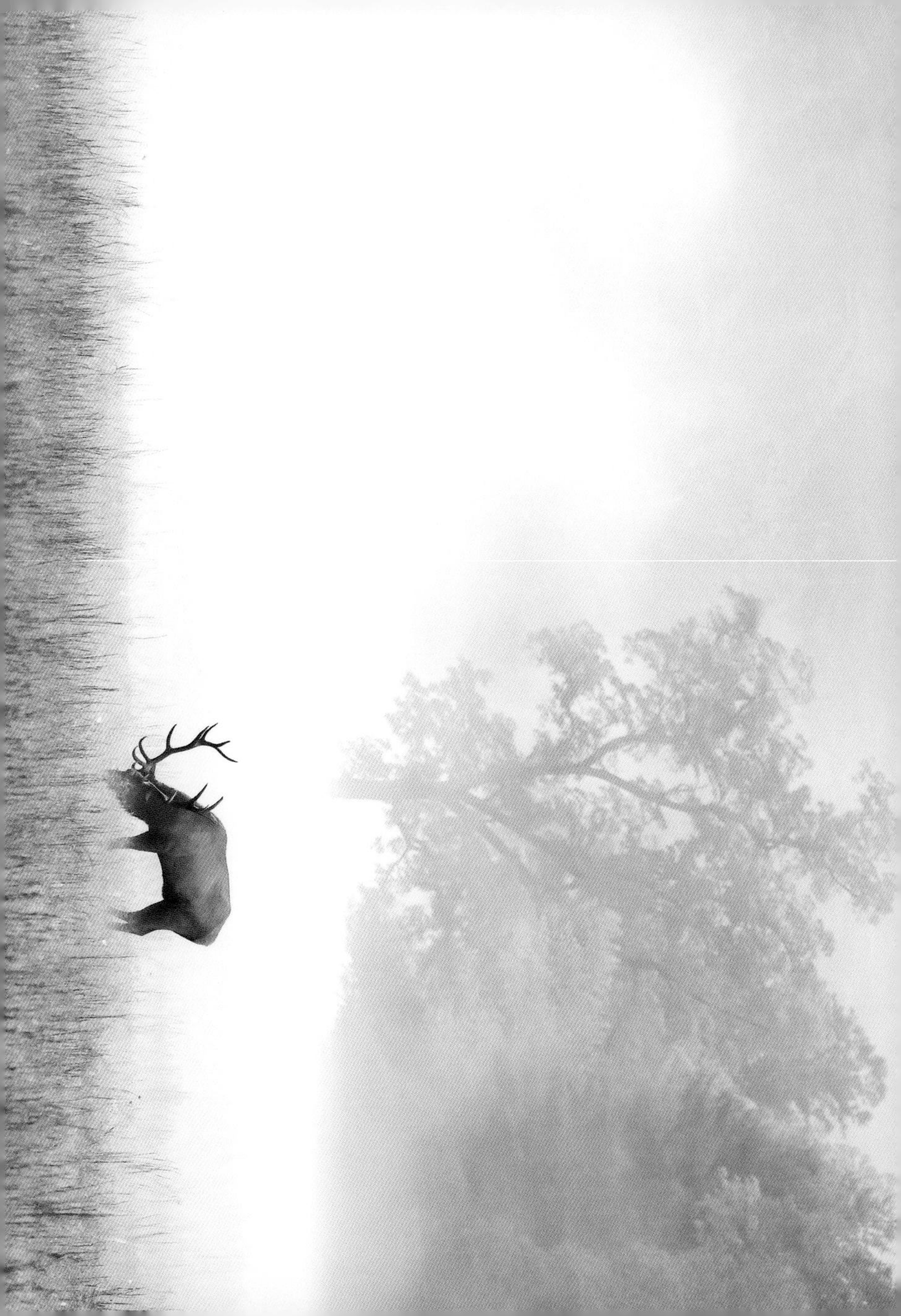

夜霧《よぎり》を通して見えるのは、窓辺の明かりと夜空の星。

黒い煙が川のようにゆるゆると立ちのぼり、月があたり一面銀色に染めてゆく。

春が、夏が、秋がゆっくりと過ぎ

おなじみの冬がやってきて、そのうつろな顔を窓ガラスに映《うつ》すとき、

わたしはよろい戸をしめ、カーテンをしっかりと閉ざし、

ろうそくの光で立派な宮殿を築くとしよう。

——シャルル・ボードレール『悪の華』

Relaxing note

今日は、どんな一日でしたか?

Date　/　/

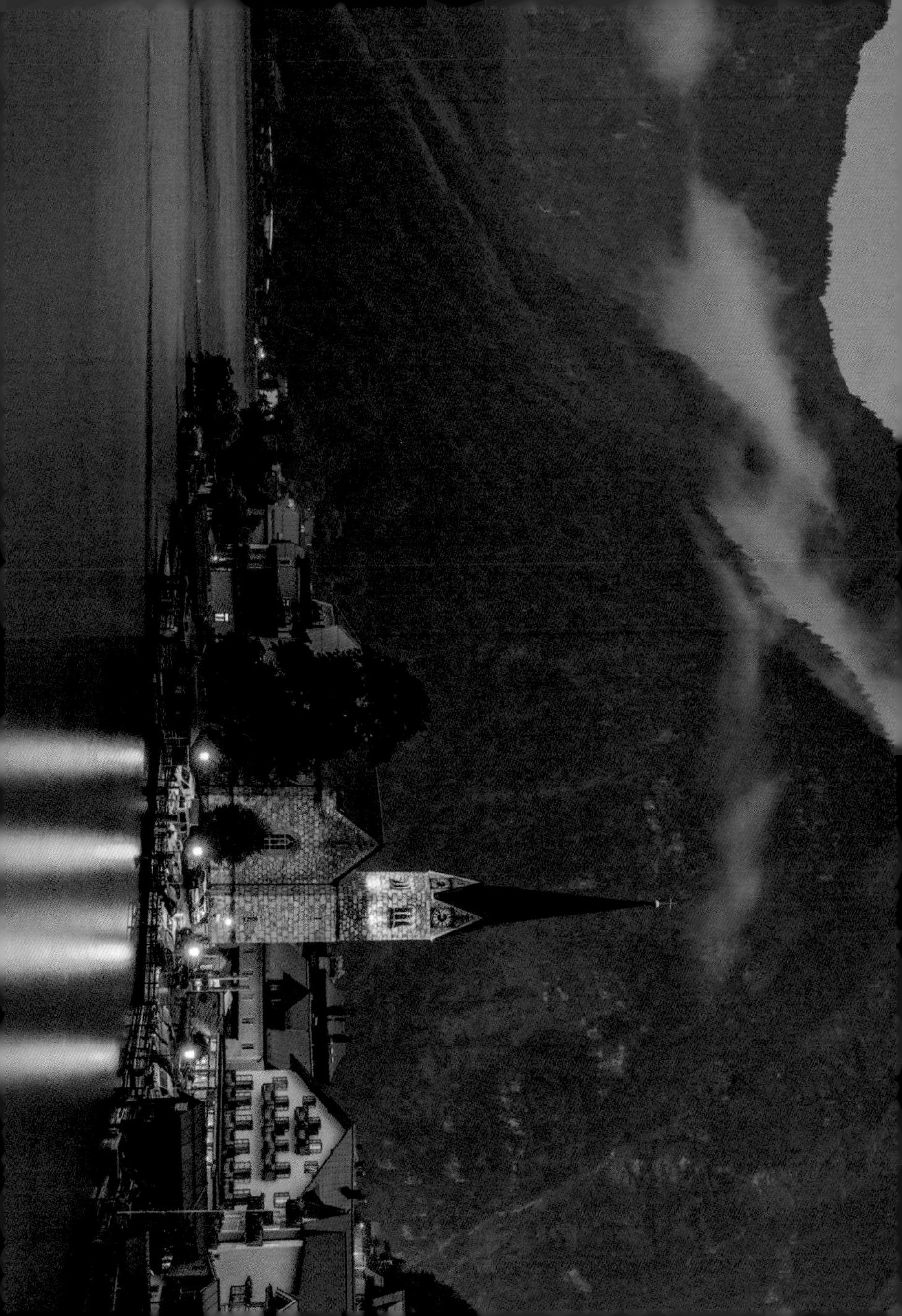

音楽で心がいっぱいになっているときは、
人生もっと楽に生きていけるような気がするのよ。

——ジョージ・エリオット『フロス河の水車場』

Relaxing note

今日は、どんな一日でしたか?

Date　/　/

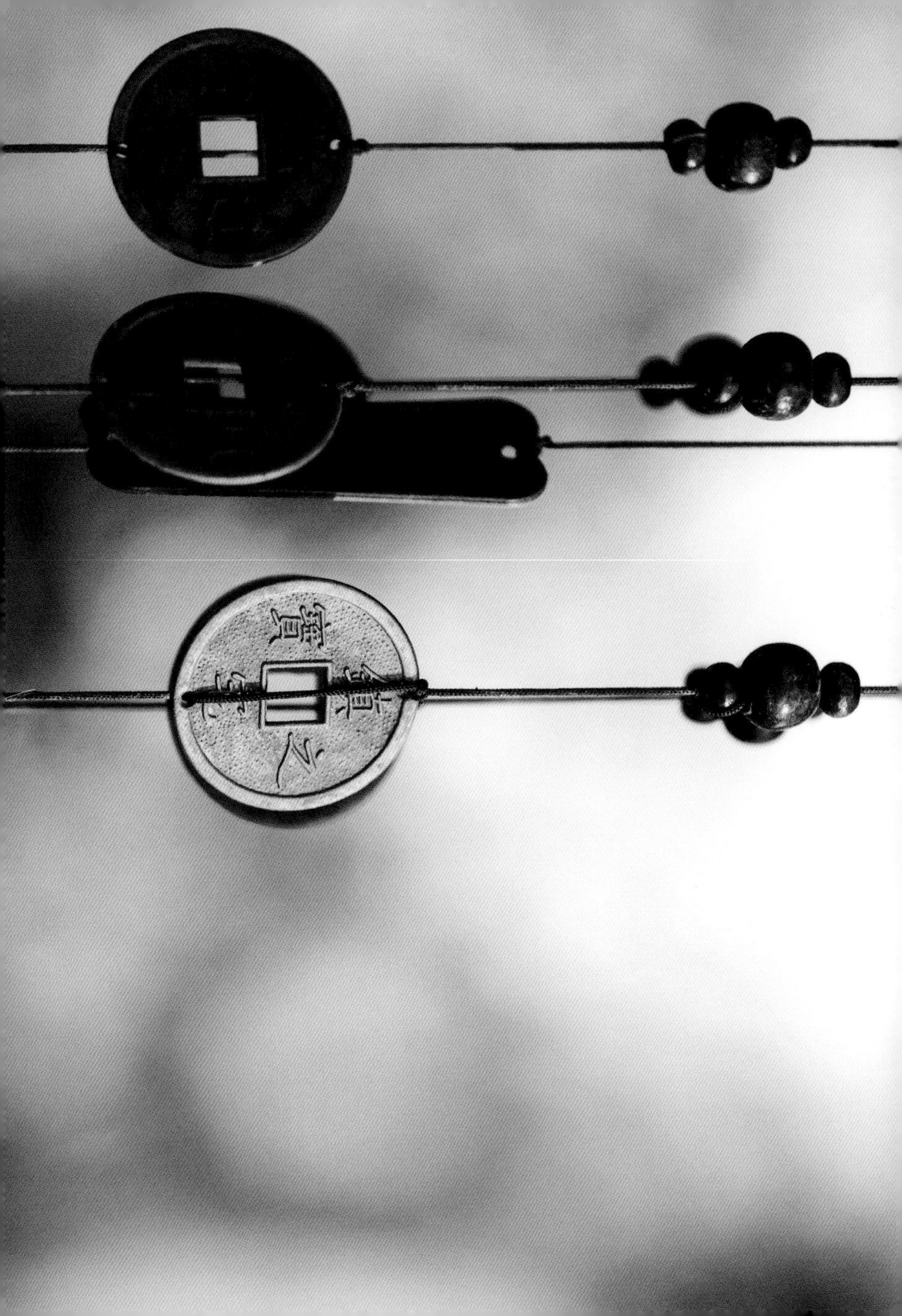

その朝は、川沿いに咲いた草花が、

それはもうみずみずしく、青々《あおあお》として見えました。

バラがこれほど生き生きとしているのも、

アカバナがこれほど生《お》い茂《しげ》っているのも。

シモツケソウがこれほどまでにかぐわしい香りを漂わせているのも、

初めての経験でした。

——ケネス・グレアム『たのしい川べ』

Relaxing note

今日は、どんな一日でしたか?

Date　/　/

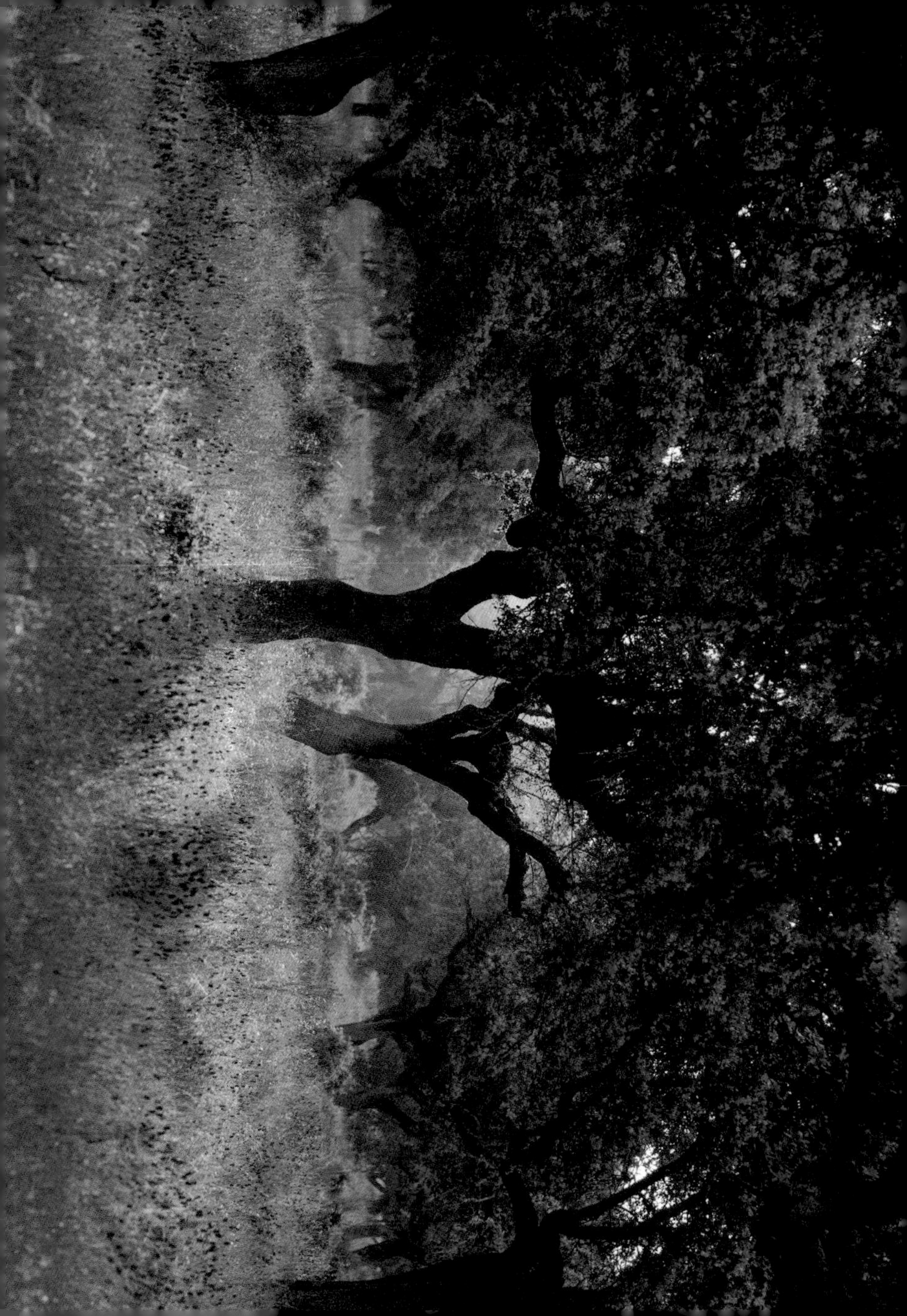

それゆえ私は、牧場と森と山を愛し続ける。

この緑濃き大地から見えるすべてのものを。

目と耳の感覚によって得られる力強い世界を。

わたしは満ち足りた気分になる。

自然や感性の中に、自分のいちばんピュアな気持ちを見出《みいだ》して。

さらには、心のなかで乳母《うば》、指導者、守護者といった存在を見出して、

満ち足りた気分になるのだ。

——ウィリアム・ワーズワース『ティンターン修道院上流数マイルの地で』

Relaxing note

今日は、どんな一日でしたか?

Date　/　/

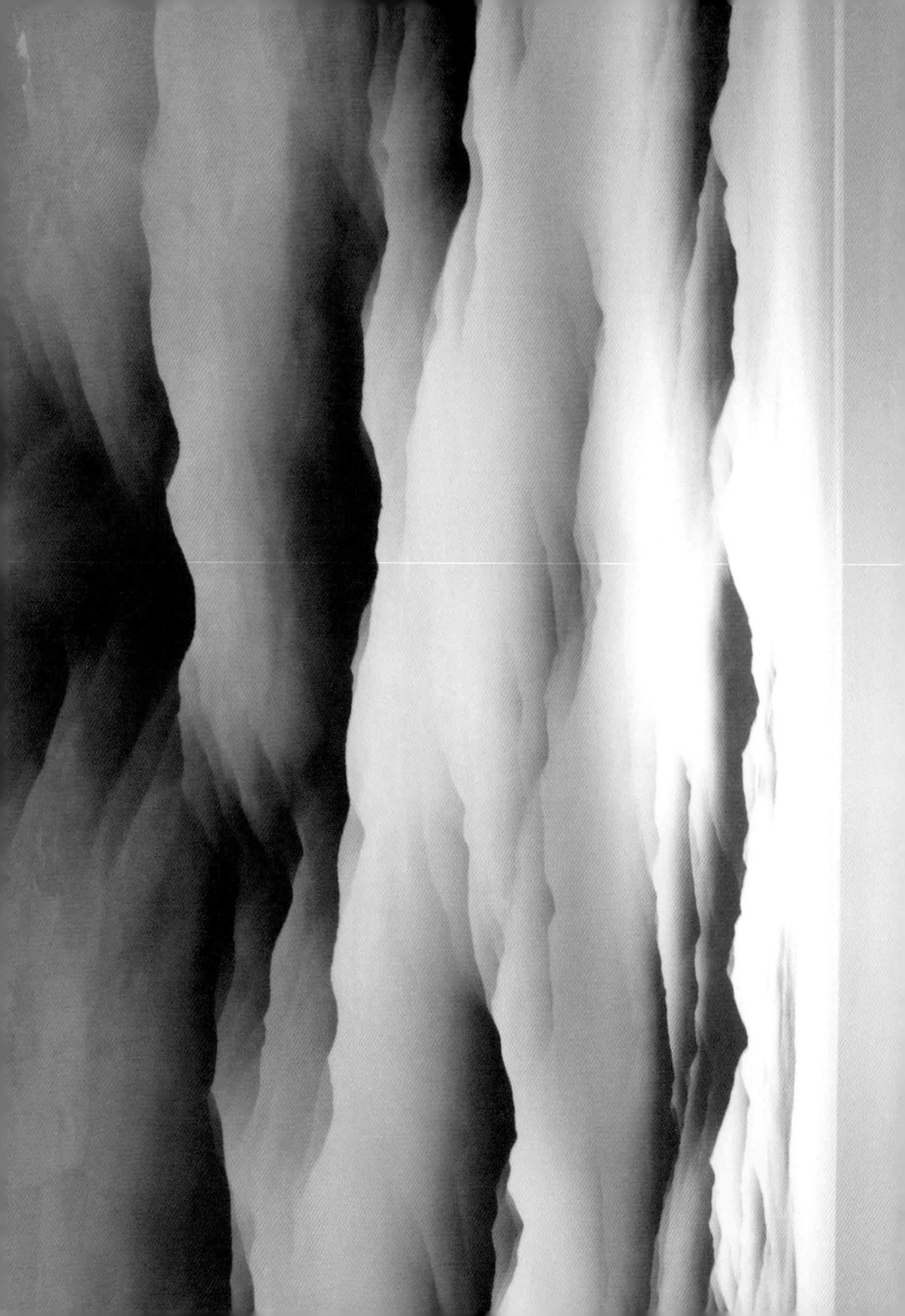

まもなく夕闇がたちこめ、あたりはブドウ色に包まれた。
“紫の夕暮れ”が、オレンジ果樹園とメロン畑の上に広がる。
太陽は、ぶどうを押しつぶしたような光で、
畑に、愛とスペインの神秘の色をまとわせた。

――ジャック・ケルアック『オン・ザ・ロード』

Relaxing note

今日は、どんな一日でしたか?

Date　/　/

私は夜の音のない時間が好き、

この時間には幸せにみちた夢が現れて

陶然《とうぜん》とした私の眼に、

醒《さ》めているときには見る幸せを得られない事を

見せてくれるから。

——アン・ブロンテ『ブロンテ全集10』

Relaxing note

今日は、どんな一日でしたか?

Date　/　/

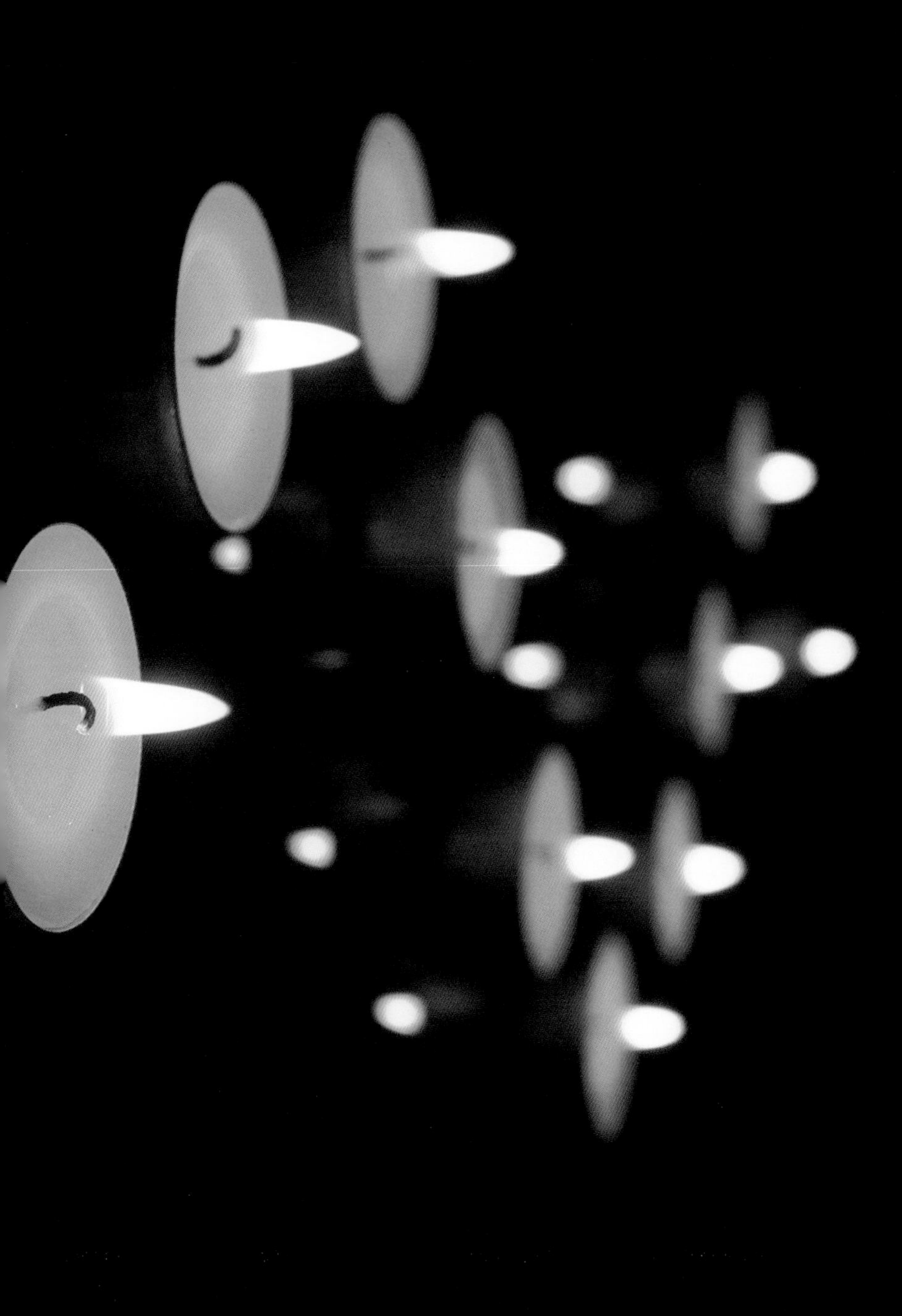

水はいつでも行きたいところへ行き、
結局はなにものも水を阻《はば》みはしない。
水はしんぼう強い。

——マーガレット・アトウッド『ペネロピアド 新・世界の神話』

Relaxing note

今日は、どんな一日でしたか?

Date　/　/

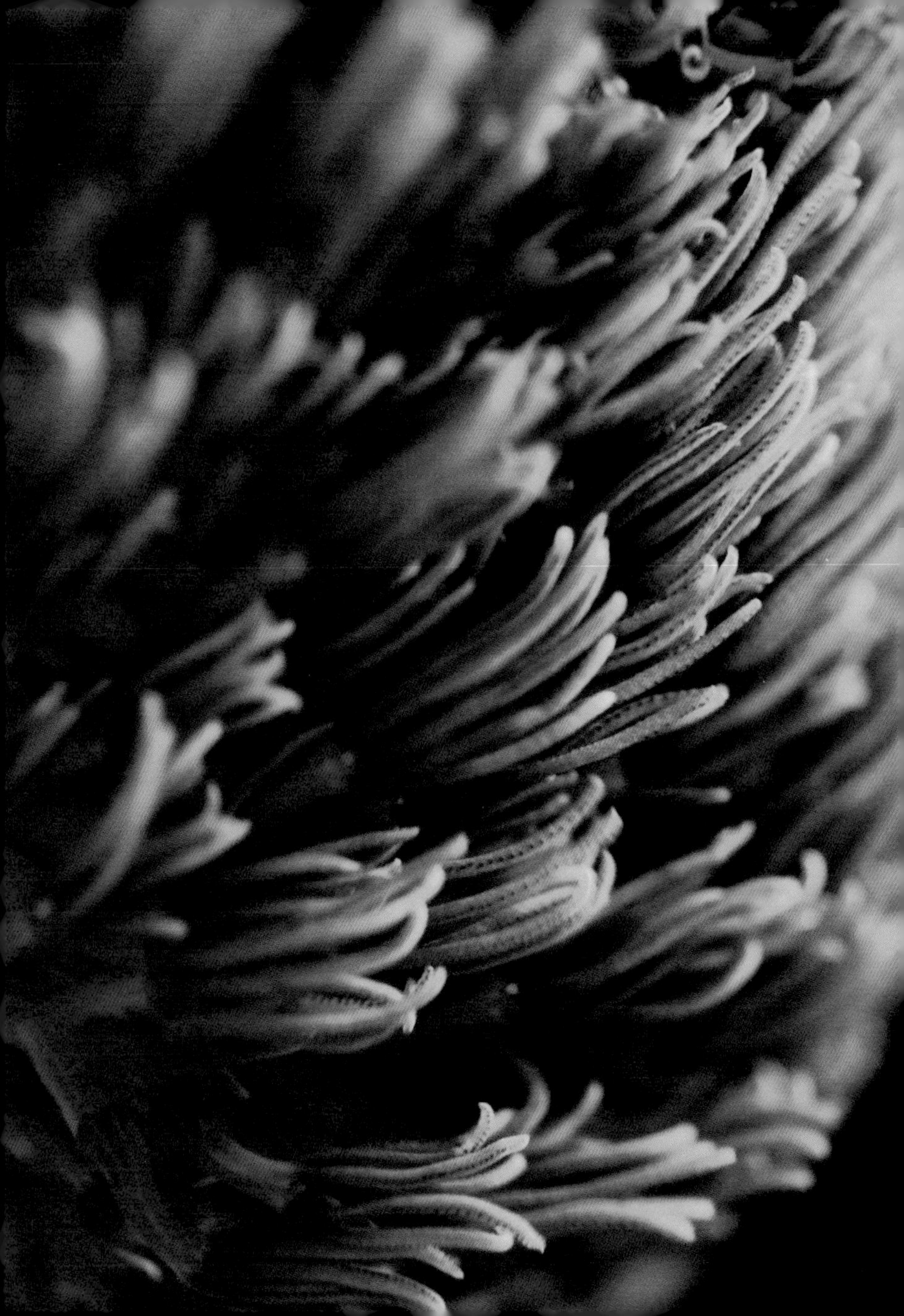

天は、ぼくらの頭上だけでなく足の下にもあるのだ。

——ヘンリー・デイヴィッド・ソロー『森の生活』

Relaxing note

今日は、どんな一日でしたか?

Date　/　/

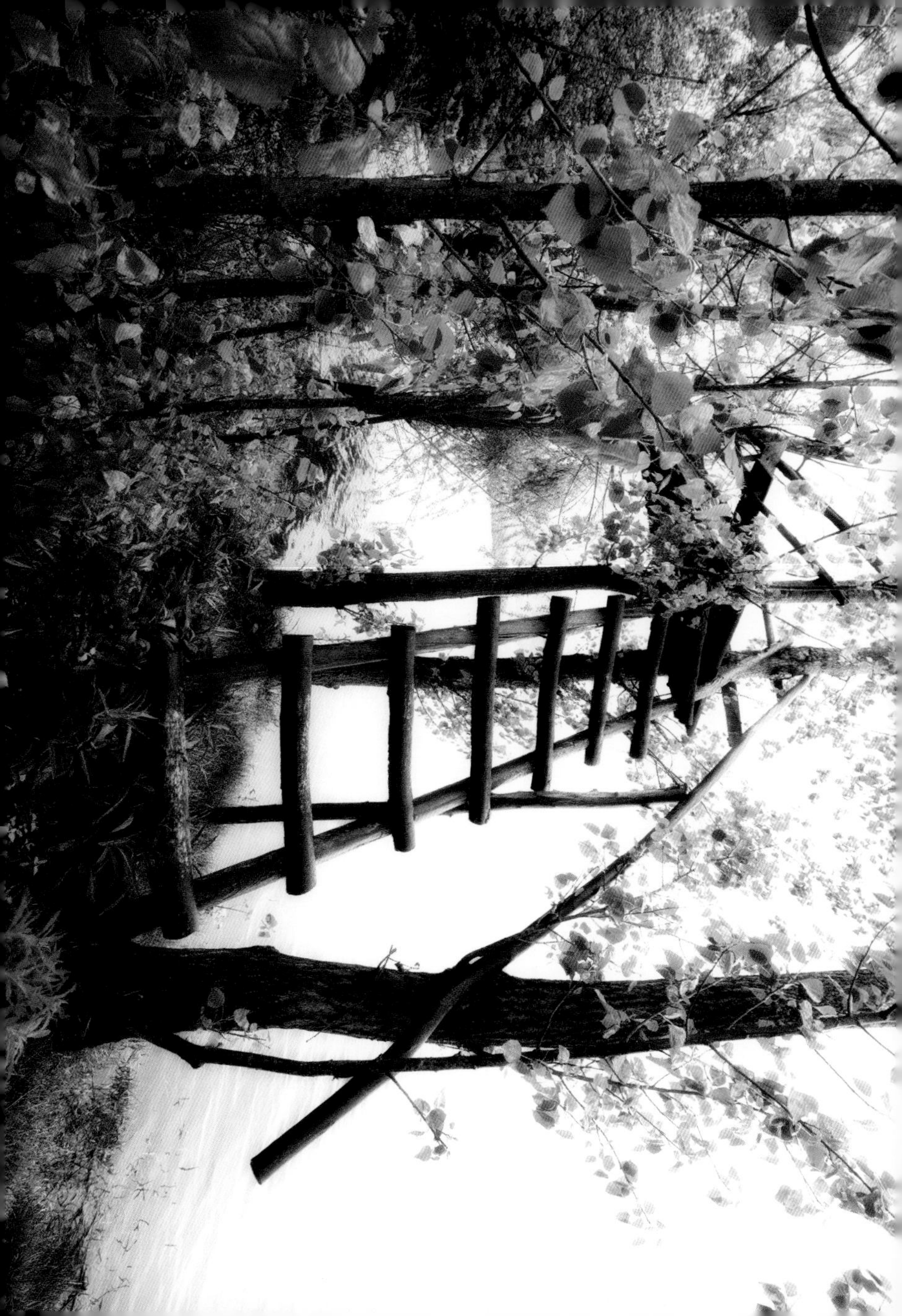

夕暮れの青が透明な刷毛《はけ》でかさね塗りされるみたいに
一段また一段と濃くなり、夜の闇に変わっていった。

——村上春樹『ダンス・ダンス・ダンス』

Relaxing note

今日は、どんな一日でしたか?

Date　/　/

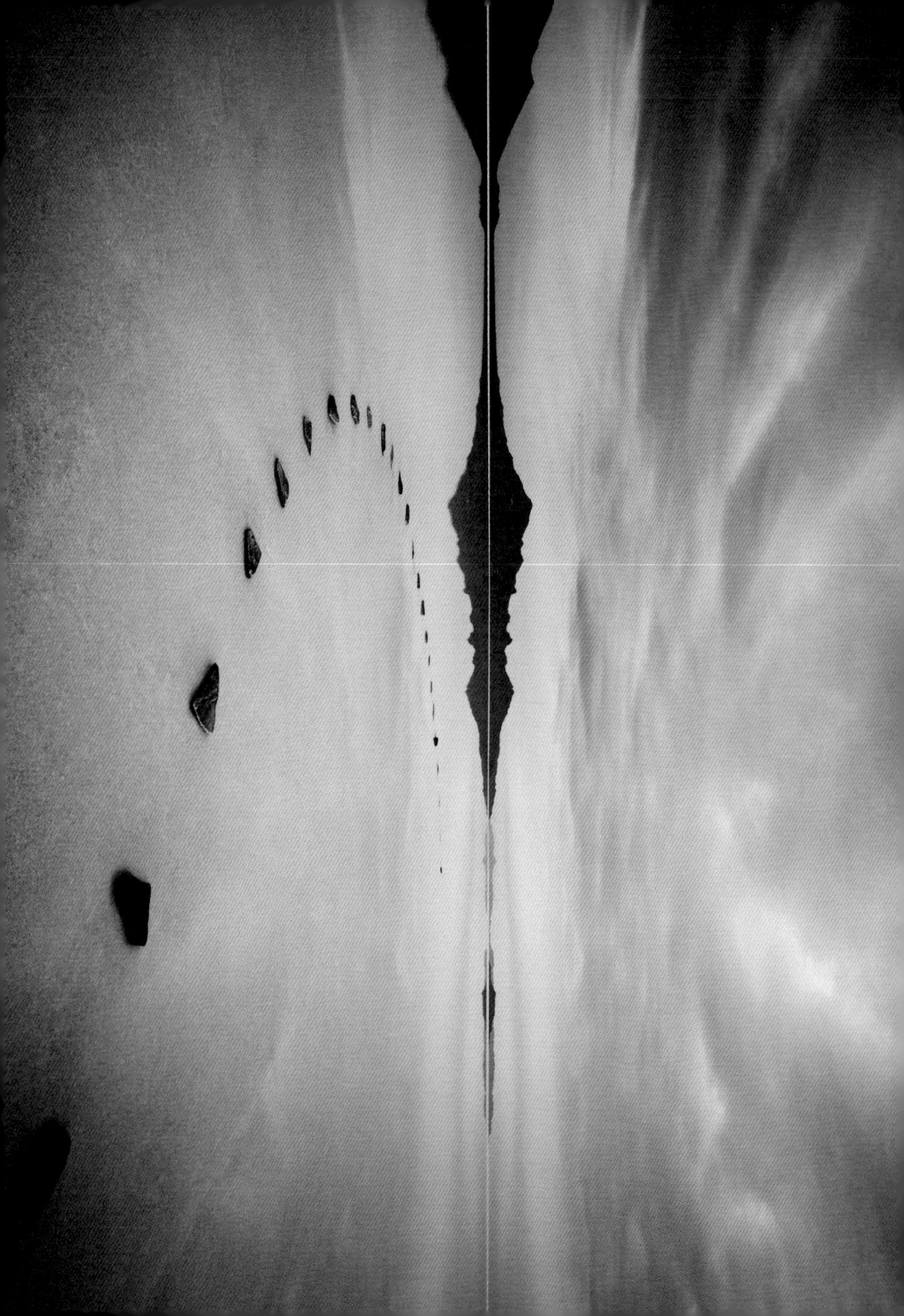

村々にはすでに灯火《とうか》がともされて、その明かりが星座のようにまたたきを交《か》わしている。

ファビアンもまた、機体のポジションライトをまたたかせて村々に応《こた》えるのだった。

いまや大地は光の呼びかけに満ちている。

どの家も海に向かって回転する灯台の灯《あかり》のように、広大な夜に向かってみずからの星をともしていく。

ひとの生《せい》を支えるいっさいが、すでに煌《きら》めいていた。夜にすべり込んでいくこのありさまが、

停泊地にすべり込むときのようにゆるやかで美しいことに、ファビアンは感嘆した。

——アントワーヌ・ド・サン=テグジュペリ『夜間飛行』

Relaxing note

今日は、どんな一日でしたか?

Date　/　/

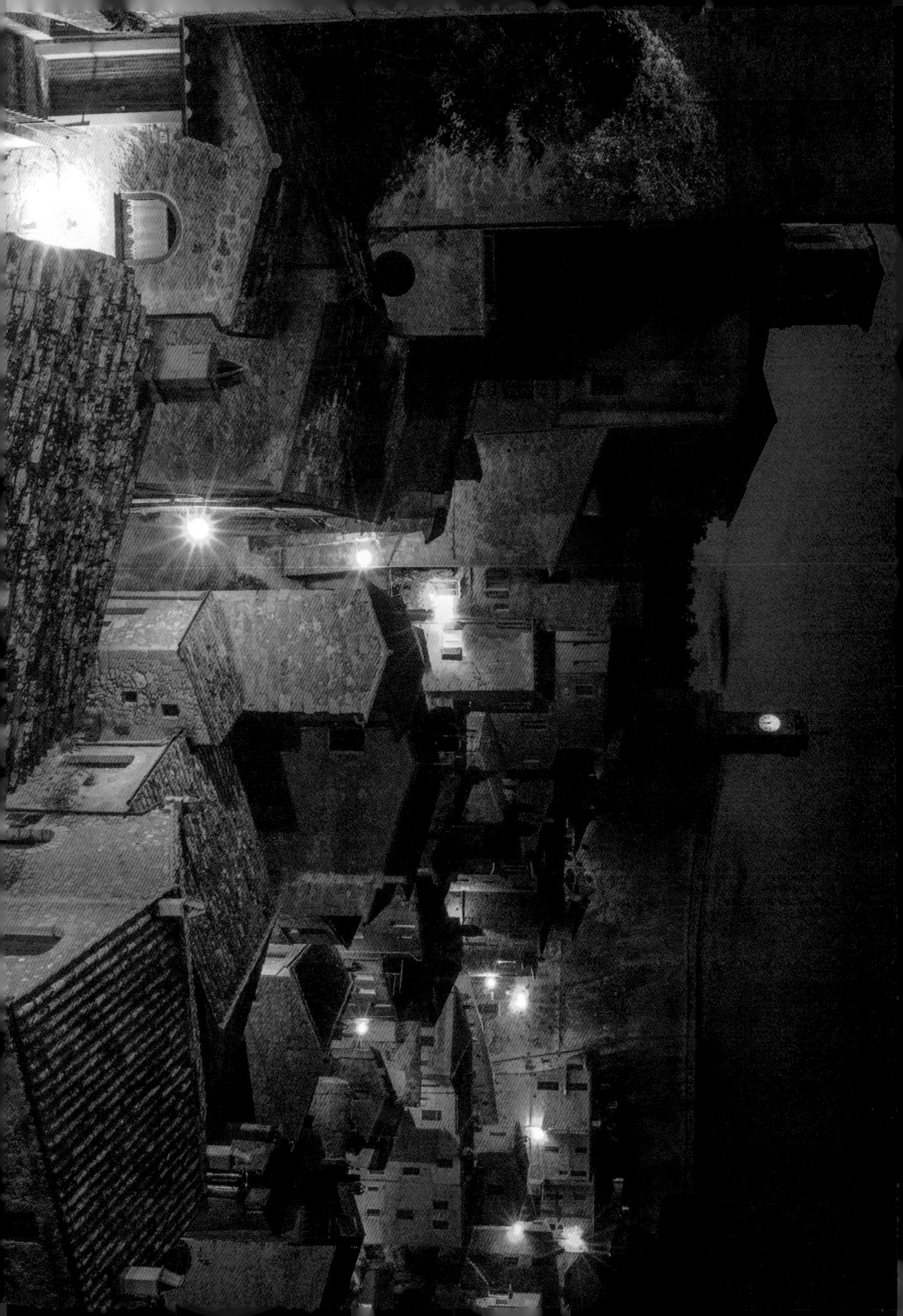

私たち人間は夢と同じもので作られており、
そのささやかな一生は眠りによって完成する。

——ウィリアム・シェイクスピア『あらし』

Relaxing note

今日は、どんな一日でしたか?

Date　/　/

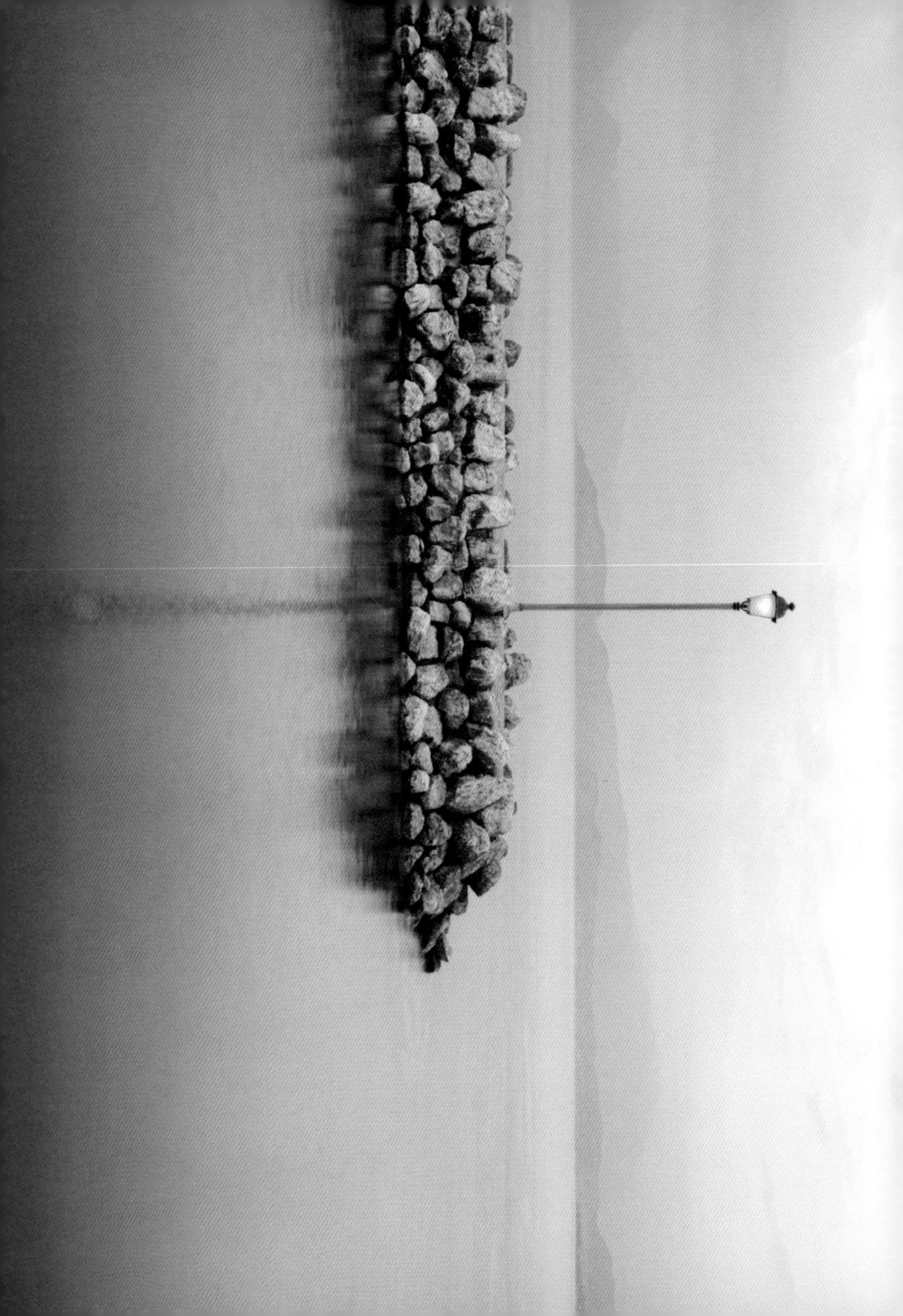

PHOTO CREDITS

Adobe Stock: abbiesartshop 17,49,63,75,76,84,101,111,118,136,142

Getty Images: a40757/iStock 142-143, Ed Aldridge/EyeEm 34, Photo by Marianna Armata 40-41, Claudio Arnese/iStock 90-109, borchee/iStock 60-61, Martin Brunner/EyeEm 10-11, Angus Clyne 58-59, coffeeyu/Vetta 36-37, Manuel Breva Colmeiro 92, Comstock Images/Stockbyte 100, Debibishop iStock iv-v, Anindo Dey Photography 126-127, George Diebold/photodisc 24-25, M Dieterich/iStock 18-19, DNY59/iStock 122-123, Nadia Draoui/ Moment Open 119, Craig Easton/robertharding 16-17, Bruno Ehrs Corbis Documentary 80-81, Filmfoto/iStock Editorial 42-43, Francesco Francesconi/Eye Em 128-129, G-o-o-d-M-a-n/iStock 150-151, Leonard Gertz/Stone 85, Getty Images 56-57, Mario Guti/iStock 8-9, Michael H/Stone 26-27, RobHammer 48, i-Stockr/iStock 96-97, Imagining Dreams 102-103, kickers/iStock 144-145, Ken Kiefer 8/Image Source 114-115, Somnuk Krobkum 32-33, Stefano Politi Markovina/AWL Images 30-31, Gary Maunder 20, mihtiander/iStock 22-23,MirageC 82-83, 104-105, Laetitia Modine/EyeEm 110, mortimonos/iStock 146-147, Markus Nikkilä/EyeEm 62, oxygen 124-125, patpitchaya/iStock 138-139, PBNJ Productions/Blend Images 152-153, photocritical/iStock 74, Pobytov/iStock 130-131, Mike Powles/ Photolibrary 140-141, quickshooting/iStock 120-121, Alicja Radoszewska/ EyeEm 145, Anton Repponen (www.repponen.com) 86-87, Riekkinen/iStock 77, Naila Ruechel 72-73, Philippe Sainte-Laudy Photography 94-95, Thimas Shing/Eye Em 52-53, Sino Images 137, Ariel Skelley/DigitalVision 44-45, Henrik Sorensen/Stone 88-89, Bill Swindaman 134-135, Tangkwa_Nikon/iStock 68-69, Tetra Images 116-117, Jean-Philippe Tournut 107, undefined/iStock 28-29, Terry Vine/Corbis78-79, Thomas Vogel/iStock 64-65, Serge Vero/iStock 66-67, VolNa75/iStock 46-47, Hiroshi Watanabe/DigitalVision 54-55, WIN-Initiative/ Neleman/Riser 142-143, wragg/E+ 12-13, Peter Xiong/Eye Em 50-51, yoann/ iStock 112-113, Peter ZeleiImages 144-145

出典資料一覧

『オズの魔法使い』（角川書店、柴田元幸訳）
『マイロのふしぎな冒険』（PHP 研究所、斉藤健一訳）
『すべての見えない光』（新潮社、藤井光訳）※一部改訳
『シッダールタ』（草思社、岡田朝雄訳）※一部改訳
『ゴールデンドリーム 果てしなき砂漠を越えて』
（評論社、宮下嶺夫訳）
『まやかしエレベーター』（草思社、宇佐川晶子訳）
『不思議の国のアリス』（角川書店、河合祥一郎訳）
『秘密の花園』（光文社、土屋京子訳）
『ハリー・ポッターと賢者の石』（静山社、松岡佑子訳）
『オスカー・ワイルド全集4』（青土社、西村孝次訳）
※一部改訳
『アンの青春』（新潮社、村岡花子訳）
『本泥棒』（早川書房、入江真佐子訳）
『わたしを離さないで』（早川書房、土屋政雄訳）
『嵐が丘』（宮帯出版社、田中晏男訳）
『愛と孤独と（エミリ・ディキンソン詩集 I）』
（ニューカレントインターナショナル、谷岡清男訳）
『アフターダーク』（講談社、村上春樹著）
『アンナ・カレーニナ』（岩波書店、中村融訳）
『スターダスト』（角川書店、金原瑞人訳、野沢佳織訳）
『フローベール』（集英社、堀江敏幸編、笠間直穂子訳）
『水の子どもたち』（偕成社、芹生一訳）
『ナンバー9ドリーム』（新潮社、高吉一郎訳）※一部改訳
『感覚の博物誌』（河出書房新社、岩崎徹訳、原田大介訳）
『タイムマシン』（光文社、池央耿訳）
『路上』（河出書房新社、福田実訳）
『風の十二方位』
（早川書房、小尾芙佐訳、浅倉久志訳、佐藤高子訳）
『草の葉』（みすず書房、富山英俊訳）
『悪の華』（集英社、安藤元雄訳）
『ブロンテ全集 10』（みすず書房、鳥海久義訳）
『ペネロピアド 新・世界の神話』（角川書店、鴻巣友季子訳）
『森の生活』（宝島社、真崎義博訳）
『ダンス・ダンス・ダンス』（講談社、村上春樹著）
『夜間飛行』（光文社、二木麻里訳）
『世界の名言名句 1001』（三省堂、ロバート・アープ編）

ながめるだけで熟睡できる絶景写真

2020年1月12日第1刷発行

訳者　小林弘幸
発行者　土井尚道
発行所　株式会社 飛鳥新社
〒101-0003 東京都千代田区一ツ橋 2-4-3 光文恒産ビル
電話　03-3263-7770（営業）03-3263-7773（編集）
http://www.asukashinsha.co.jp

ブックデザイン　chicols
翻訳協力　内藤典子
印刷・製本　中央精版印刷株式会社

ISBN978-4-86410-727-3

編集担当　三宅隆史